女性の
血糖値・
Hb《ヘモグロビン》A1c《エーワンシー》を
改善する本

【監修】
植田勝廣
田北病院 内科部長
総合内科専門医／医学博士

はじめに

身近な習慣を変えて健康に

「健康診断を受けたら、血糖値やHbA1cの数値と判定が悪くなっており、不安になった」「今まで気にしたことはなかったし、最近食べすぎているわけでもない。どうすれば下がるの？」

そんな思いで本書を手に取った方が多いのではないでしょうか。

糖尿病は、一度発症すると完治はしません。発症しても自覚症状を感じづらいのが特徴です。なので、悪化する前にきちんと自分で管理することが大切です。もちろん、病院に行く必要がある人もいます。薬に頼る必要がある人もいます。

ただ、食生活の改善や運動不足の改善をすれば、高くなった血糖値は下がります。自己管理が大切になってくるのです。

本書では血糖値と女性の体の関係を示し、病院に行く前に、自宅で血糖値・HbA1cを下げる方法を説明していきます。

さらに、女性のために、食生活の改善方法や、自宅で簡単に運動不足を解消できる体操やストレッチ、筋トレのほか、有効な生活習慣を紹介します。

まずはこの本を読んで、できることから実践していきましょう。

田北病院内科部長　総合内科専門医／医学博士
植田勝廣

これで納得！

健康診断表の見方

健康診断表にもさまざまな様式があります。ここでは代表的な健康診断表の見方を紹介します。前年との比較や、判定基準などを参考にしてください。

今回と前回の比較

今回		前回
21.7	—	21.3

毎年同じ病院で健康診断を受ける際に表示される今回の数値と、前回の受診した際の結果を比較できる項目です。
前回に比べて急激に数値が変化している場合は注意が必要です。

尿糖の判定

糖代謝	尿糖	(—)

血液中の糖が尿にまじっているかがわかります。原因としては高血糖、もしくは腎臓の働きの低下です。

血糖値とHbA1cの数値

糖代謝	空腹時血糖(FPG)	FPG:99mg/dL以下 かつ HbA1c:5.5%以下
	HbA1c	

この本でメインになる血糖値（空腹時血糖）・HbA1cの数値がわかります。
空腹時血糖とは、血液中に流れているブドウ糖の量のこと。HbA1cとは血液内のヘモグロビンのなかで、ブドウ糖と結合した割合のこと。HbA1cをみれば、過去1〜2カ月の血糖値の状態がわかるのです。

判定基準

A 異常なし	B 軽度異常	C 要再検査・要生活改善	D 要治療・要精密検査	E 治療中
今回の検査では、異常は認められませんでした	検査の結果、軽度の異常が見られましたが、とくに問題となるものではありません	病気へと進行する可能性があるので、生活習慣の改善をしながら、次回の検診で経過を見てみましょう。また、再検査の指示があれば受けましょう	精密検査や治療が必要な段階でした。早めに病院へ行ってください	現在、薬物治療中
安心ゾーン		要注意ゾーン	医療機関へ行くゾーン	治療中

健康診断の数値をA～Eの区分で表わしています。C、D判定の場合は診断書と一緒に「生活習慣の改善と医療機関受診のすすめ」や「精密検査のご案内」が同封されていますので内容をよく読み、専門の医療機関へ受診、もしくはかかりつけ医に相談しましょう。

健康診断結果表　　氏名 ○○○○○　　年齢 50　　性別 女

	検査項目	正常値	今回	判定	前回
身体計測	身長		158.4	—	157.8
	体重		54.2	—	52.5
	BMI	18.5～24.9kg/㎡	21.7	—	21.3
	腹囲	男性84.9㎝以下／女性89.9㎝以下	88.1	—	87.2
血圧	収縮期／拡張期	129㎜Hg以下／84㎜Hg以下	110/78	A	113/76
糖代謝	尿糖	(—)	(—)	C	(—)
	空腹時血糖(FPG)	FPG:99㎎/dL以下かつHbA1c:5.5%以下	115		102
	HbA1c		6.1		5.3
脂質代謝	HDLコレステロール	40㎎/dL以上	55	C	49
	Non-HDLコレステロール	90～149㎎/dL	171		140
	LDLコレステロール	60～119㎎/dL	143		124
	中性脂肪(トリグリセライド)	30～149㎎/dL	80		70
胃部X線	食道		異常なし	A	異常なし
	胃		異常なし	A	異常なし
	十二指腸		異常なし	A	異常なし

日本人間ドック学会判定区分2023年版より作成

血糖値HbA1cを上げる？ 生活習慣

こんな生活していませんか？

不眠・過眠

睡眠不足の蓄積ががん、糖尿病、そして精神疾患などにつながります。7時間睡眠の人がもっとも死亡率が低く長寿ですが、8時間以上になると死亡リスクが高まります。寝すぎるのも良くありません。

過食・偏食

ついつい食べすぎてしまったり、外食が続いたりして炭水化物だけ、肉類だけといった偏った食事をしていませんか？　脂質異常症や糖尿病になるリスクが高まります。

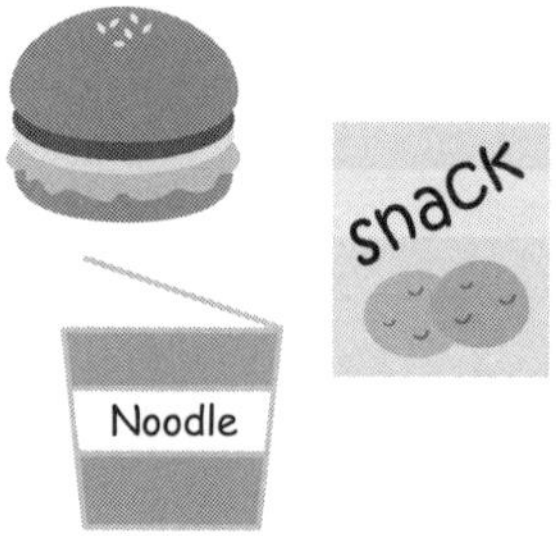

飲酒

お酒は肥満や高血糖を促進させます。おつまみを食べたくなるかもしれず、食べすぎにつながります。ただ、お酒によって糖質量やカロリーが違ってきますので、ウイスキーのように低糖質で低カロリーのものを選びましょう。

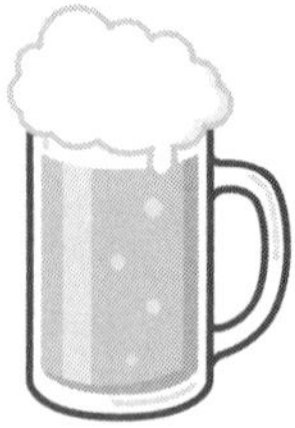

運動不足

運動不足は体力・筋力の低下とともに代謝活動も著しく落ち、肥満やひざ・腰の痛み、さらには心臓病や脳卒中、糖尿病にもつながります。まずはウォーキングを1日15～30分ぐらいから始めましょう。

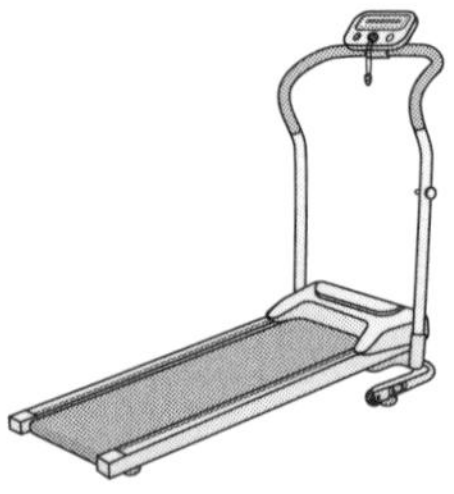

こんな生活を続けていると……

糖尿病に！

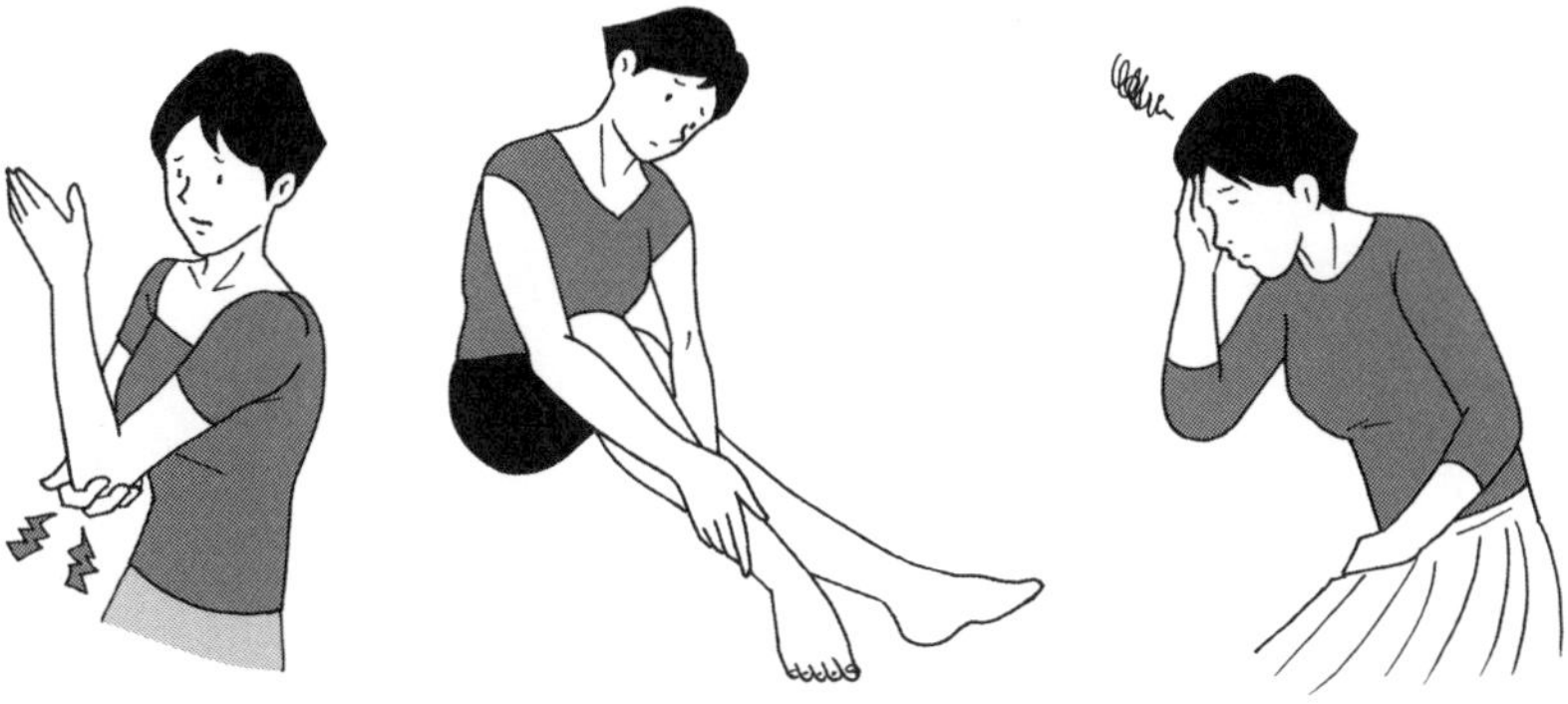

糖尿病は自覚症状が出にくいといわれますが、重くなると手足の感覚が鈍り、倦怠感や喉の渇きなどの症状が現れます。また、さまざまな合併症があります。

さまざまな合併症

糖尿病網膜症

目の毛細血管が破れて酸素や栄養が行き届かなくなります。軽症例が多いですが、突然目の前が真っ暗になることも。日本人の失明原因第2位。

糖尿病腎症

体のむくみ、疲れ、高血圧などが主な症状。重症だと人工透析が必要になり、腎臓移植をしない限り、透析は一生続きます。

糖尿病性神経障害

神経細胞に血液が届かなくなり、足の指先のしびれ、痛みが出たり、手足の感覚が鈍ります。発汗異常や立ちくらみも。

狭心症

心臓の筋肉に血液を行き渡らせる冠動脈が狭くなり、心筋が酸素不足になり、胸の痛み、圧迫感を引き起こす病気です。

心筋梗塞

急に胸の真ん中に激痛が走り、30分以上もしくは長時間、痛みが続き意識を失います。死にいたるケースもあります。

脳梗塞

脳の血管が詰まって、脳組織が機能を失う病気です。言語や運動機能に後遺症が残るケースも少なくありません。

改善方法は70ページから紹介

もくじ

女性の血糖値・HbA1cを改善する本

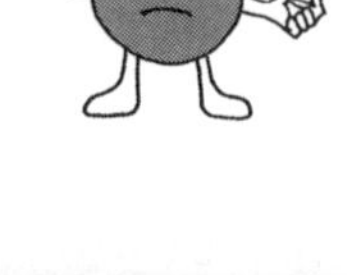

part 1
血糖値とHbA1Cが高いと何が問題？

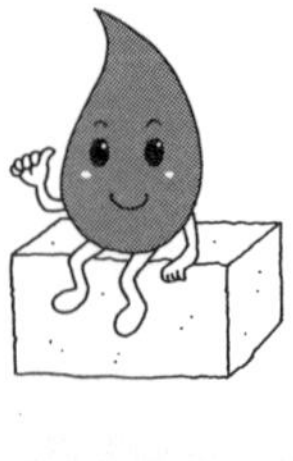

part 2

女性の体と血糖値の関係は？

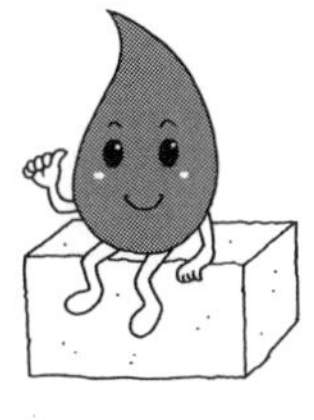

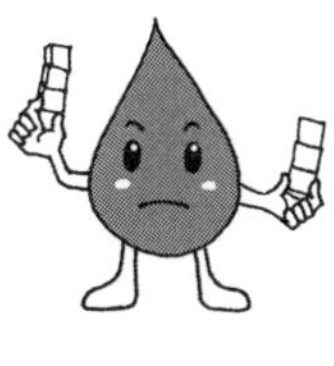

part 3

暮らしを見直して血糖値とHbA1Cを改善

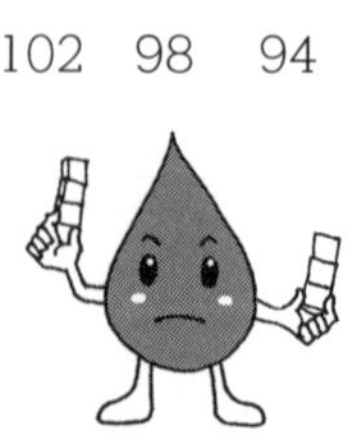

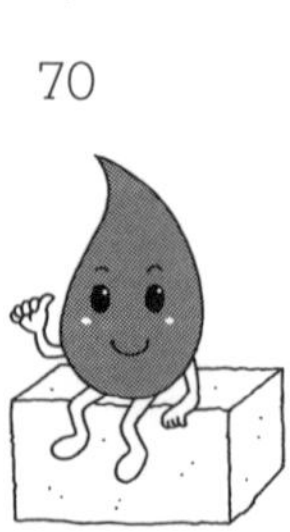

part 4

血糖値とHbA1Cを運動で改善

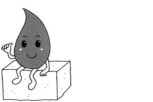

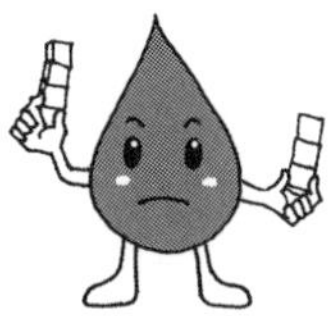

主要参考文献

『糖尿病 ヘモグロビンA1cを上手に下げる新常識』益子茂監修（ナツメ社）
『NHKガッテン！血糖値を下げる！名医・専門家のアドバイス付き【最新】科学ワザ』NHK第3制作ユニット、主婦と生活社「NHKガッテン！」編集班編（主婦と生活社）
『健康診断が楽しみになる！血糖値を自分でらくらく下げる本』片山隆司監修（主婦の友社）
『女性なら知っておきたい 女性の糖尿病』岡本亜紀著（PHP研究所）
『糖代謝の専門医が教える あなたの血糖値はなぜ下がらないのか？』板倉弘重著（PHP研究所）
『図解で改善！ズボラでもラクラク！　薬に頼らず血糖値がぐんぐん下がる！』板倉弘重著（三笠書房）
『図解ですぐわかる 自力でラクラク下がる！血糖値』栗原毅著（河出書房新社）
『血糖値にぐぐっと効く生活習慣』主婦の友社編（主婦の友社）
『ヘモグロビンA1cを自分で下げる101のワザ』『健康』編集部編（主婦の友社）

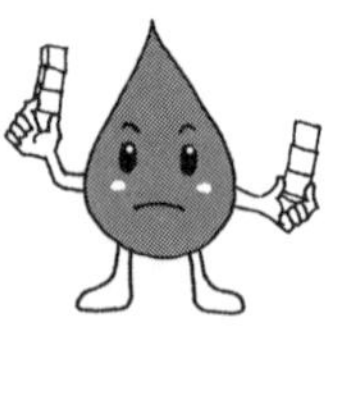
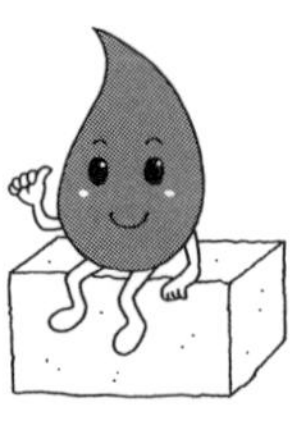
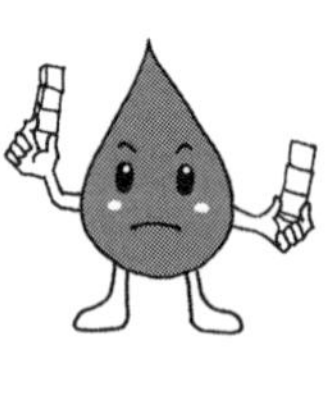

part 1

血糖値とHbA1cが高いと何が問題？

血糖値は血液中のブドウ糖の量、HbA1cは過去1～2カ月の血糖値の状態

HbA1cは、治療のための重要な指標

血液中にあるブドウ糖の量が増えると血糖値は高くなる

人間の体はビタミン、ミネラルなどさまざまな物質によって維持されています。とくに必要なものはたんぱく質、脂質、糖質の三大栄養素です。なかでも糖質は、エネルギー源として重要な栄養素です。

私たちが食事をしたり、飲み物を飲んだりして摂取した糖質は、小腸でブドウ糖に分解されて血液中に吸収されます。吸収されたブドウ糖は肝臓へ送られ、一部はグリコーゲンというブドウ糖の化合物になって蓄《たくわ》えられます。残ったブドウ糖は血液を通して全身に流れ出るのです。**この血液中のブドウ糖が「血糖」です。ブドウ糖は筋肉や脳などの細胞に運ばれ、そ**

食事を摂取してからブドウ糖になるまで

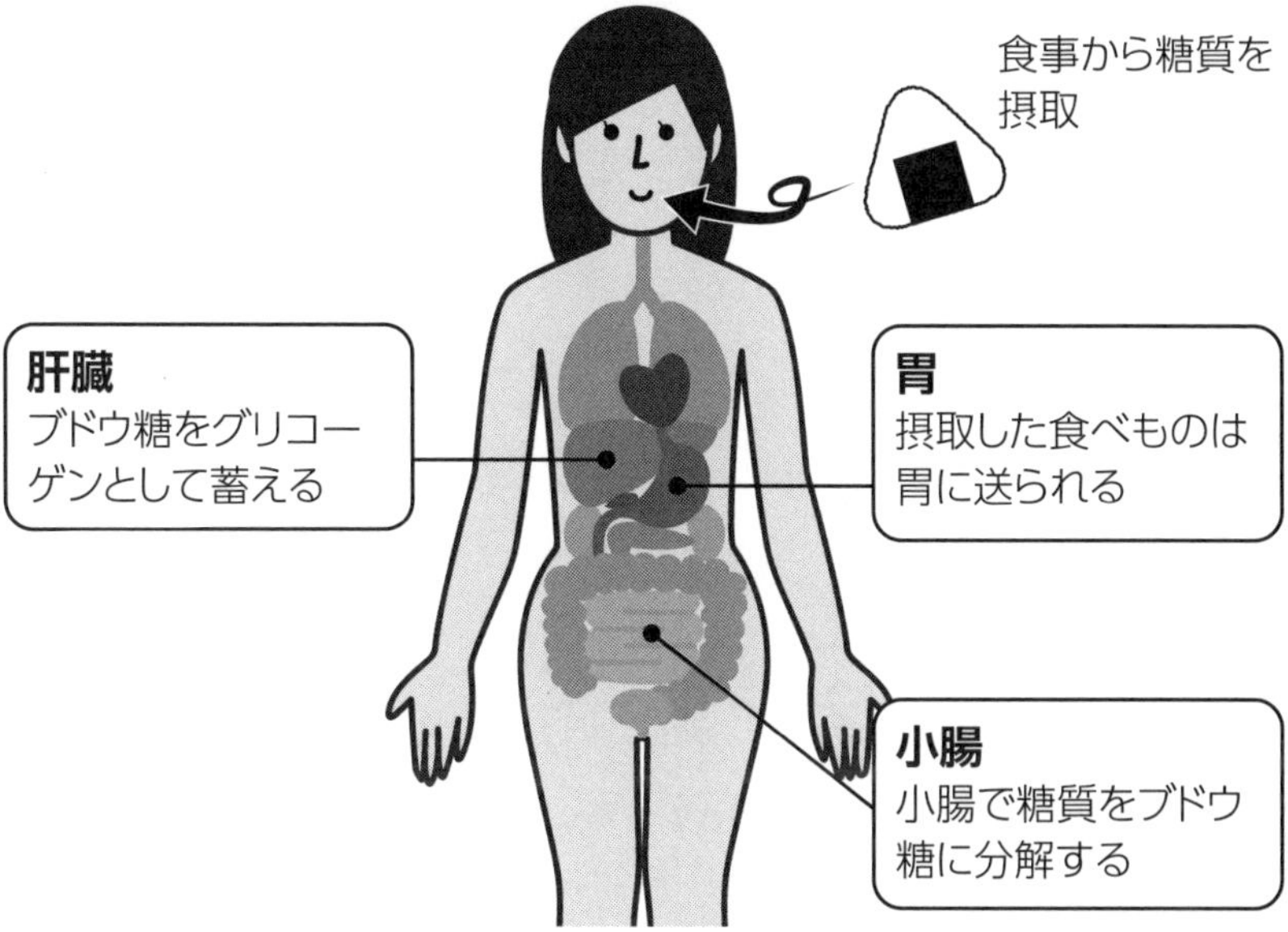
食事から糖質を摂取
肝臓
ブドウ糖をグリコーゲンとして蓄える
胃
摂取した食べものは胃に送られる
小腸
小腸で糖質をブドウ糖に分解する

ブドウ糖は、脳や筋肉の働きを活発にします。

れぞれの働きを活発にします。

血糖値とは、血液中に含まれるブドウ糖、つまり血糖の量を示した数値のことです。血糖値は食事をして糖質を摂れば上がり、食後1時間でピークに達します。エネルギーとして使われたり、肝臓や筋肉に貯蔵されたりすると、数値は減少します。

健康な人は、食事をして血糖値が上がっても、ブドウ糖が血液内にたまりすぎないように（一定の濃度が保てるように）すい臓が自動調整をしています。

つまり、多少食べすぎたとしても、

食事の2時間後には正常値に戻るのです。**また、このようにブドウ糖を使ったり、蓄えたりする流れのことを「糖代謝《とうたいしゃ》」といいます。**

ちなみに、健康な女性の血液中のブドウ糖の濃度は約70〜90㎎／dLです。

暴飲暴食などで過剰な量の糖質を摂取していると、体はどうなるのでしょうか。まず、肝臓内、血管内のブドウ糖が増えます。肝臓が余分なブドウ糖を取り込むと、肝臓内のブドウ糖は中性脂肪に変化し、脂肪肝になります。血管内に大量のブドウ糖があふれると、血液はドロドロになります。砂糖水をイメージするといいでしょう。

この状態こそが高血糖なのです。高血糖が続くと、糖尿病を発症します。

HbA1cは過去1〜2カ月間の血糖の状態

血液中のブドウ糖にはヘモグロビンと結びつく性質があります。結びつくと糖化ヘモグロビンに変化します。これがHbA1c（ヘモグロビン・エーワンシー）です。ヘモグロビンの寿命は4カ月であること、その半減期などから考えると、**体内のHbA1cの値を測れば、過去1〜2カ月間の血糖の状態を知ることができます。**血液検査で見るようなHbA1cとは、血液中のヘモグロビンの何%がブドウ糖と結びついているかを示す値です。

血液検査の血糖値とHbA1cが診断基準

血液検査の空腹時血糖値は、採血した時点での血液中のブドウ糖の量のことです。そのため、検査をする直前に食事をすると、正しい数値は得られません。

また、一度検査をしたときの血糖値の量だけでは、慢性的に高血糖なのかどうかを判断するのは難しいため、複数回の検査が必要です。その場合、通院の負担を増やすだけでなく、糖尿病の発見を遅らせてしまいます。

一方、血液検査のHbA1cは、過去1~2カ月間の血糖値を反映するので、過去の血糖値の状態を知ることができます。そのため、通院の回数を抑えつつ、慢性的な高血糖の有無、糖尿病の疑いの有無がわかります。それゆえ、2010年からは血糖値に合わせてHbA1cも糖尿病の診断基準として活用されるようになりました。

なお、健康な女性のHbA1cの正常値は5・5パーセント以下ですが、これが6・5パーセント以上になると糖尿病と診断されます（くわしくは44ページ）。

高血糖はすい臓から分泌される インスリンだけが解決できる

インスリンの量や働きが正常であれば、血糖値はコントロールされる

血液中のブドウ糖の量が正常値より高いと高血糖

健康診断でいきなり「血糖値が高めです」「高血糖なので気をつけてください」といわれることもあるでしょう。自覚症状がないために、自分の体のどこがどんなふうに悪いのかわからず、とまどう人も多いと思います。

しかし、自覚症状がないからといって高血糖を放置しておくと、糖尿病だけでなく、さまざまな病気の引き金になるので注意が必要です。では、私たちの体は、高くなった血糖値をどのようにして下げるのでしょうか。

答えは、すい臓から分泌される「インスリン」というホルモンにあります。

インスリンの役割

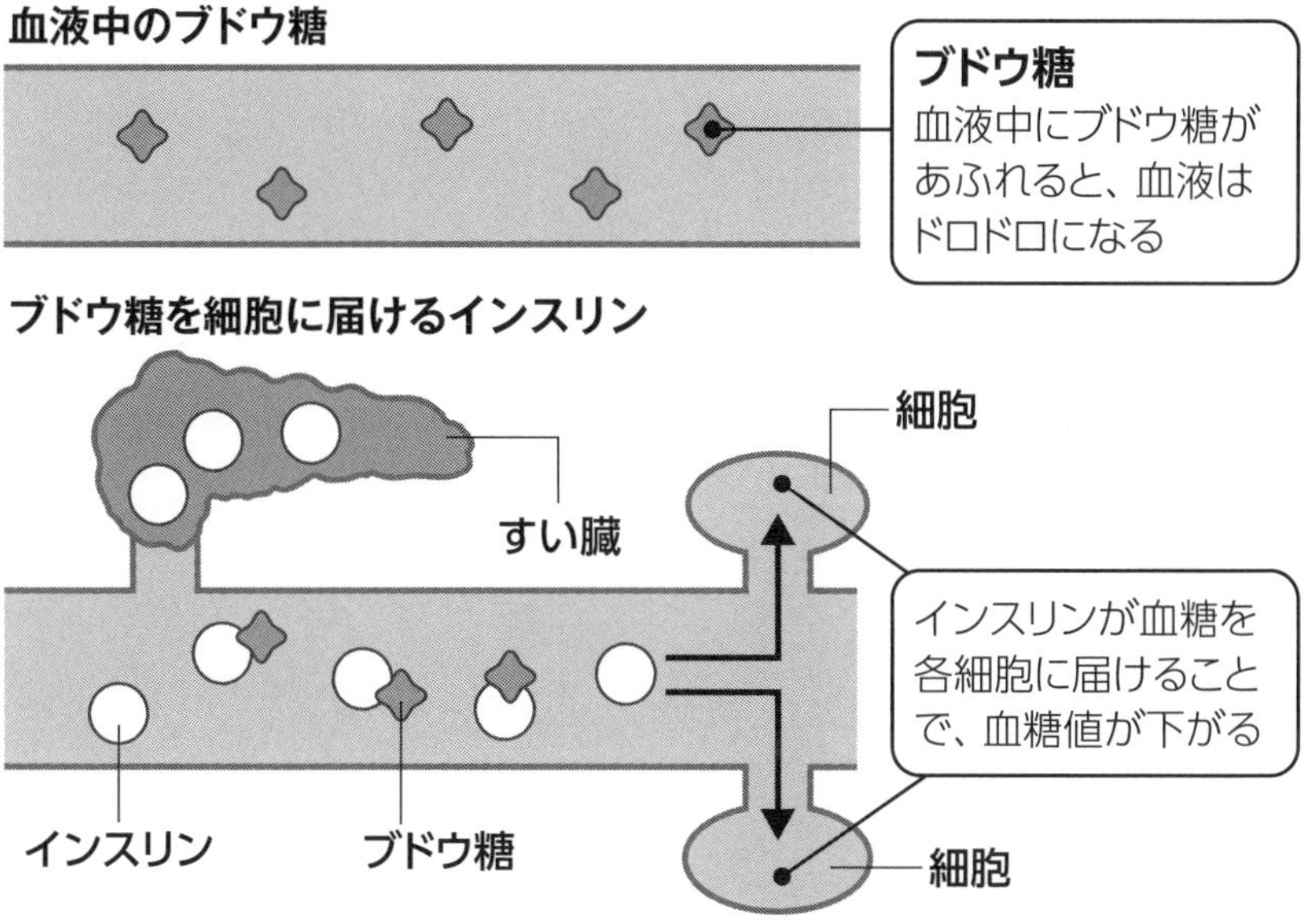
血液中のブドウ糖
ブドウ糖
血液中にブドウ糖があふれると、血液はドロドロになる
ブドウ糖を細胞に届けるインスリン
すい臓
細胞
インスリンが血糖を各細胞に届けることで、血糖値が下がる
インスリン
ブドウ糖
細胞

インスリンが分泌されなければ、 血液中にブドウ糖があふれてしまいます。

インスリンの働きで血糖値は下がる

インスリンとは、すい臓のランゲルハンス島と呼ばれる部位にあるβ《ベータ》細胞から分泌されるホルモンです。

インスリンには、次のふたつの働きがあります。

① 血液中のブドウ糖を筋肉や肝臓など全身の細胞に運び入れる

② 血液中のブドウ糖をグリコーゲンや中性脂肪に作り替えて貯蔵させる

これらの働きによって、高くなった血糖値を正常な値になるように調整します。

ブドウ糖が血液の流れに乗って筋肉や肝臓など臓器の細胞にたどりつくと、血液中を流れているインスリンが、細胞内にブドウ糖を摂り込めるように働きかけます。

インスリンの働きかけがないと、体が活動するためのエネルギー源としてブドウ糖を活用することはできません。

インスリンが作用し、ブドウ糖を細胞に摂り込めば、高くなった血糖値はそのぶん下がります。食後に血糖値が上がっても、2～3時間後には自然に元に戻るのは、インスリンの働きのおかげです。

まず、食後に上がった血糖値を脳の視床下部が察知し、副交感神経が刺激されます。副交感神経が刺激されると、すい臓の動きは活発になり、インスリンの分泌量が増えます。その結果、食後に高くなった血糖値が下がるのです。

高血糖の原因はインスリンの作用不足

健康であれば、インスリンは十分に分泌され、食後の血糖値を下げてくれます。しかし、高血糖の状態が続き、血液中にブドウ糖がたまってしまうと、すい臓のインスリンを生み出すβ細胞も疲れ切ってしまい、インスリンを分泌できなくなってしまいます。

その結果、血糖値は上がったまま、すなわち高血糖の状態になってしまいます。

後ほど糖尿病についてはくわしく説明しますが、ここでは、かんたんに2種類の糖尿病についてふれておきます。

自己免疫反応が原因で、すい臓のβ細胞が壊れてしまい、インスリンがほとんど分泌されなくなって血糖値が上がったままになって発症するのが「1型糖尿病」です。

一方、加齢や生活習慣の乱れなどにより肝臓や筋肉に脂肪がたまっていくことが原因で、インスリンの働きが著しく低下し、血糖値が上がることで発症するのが「2型糖尿病」です（26ページ）。

いずれにしても、上がった血糖値を下げてくれるのは、細胞から分泌されるインスリンだけなのです。高血糖を解決したければ、すい臓の健康を保ち、脂肪を蓄積せず、インスリンを正しく分泌できる体を維持することが大切です。

高血糖が続けば、糖尿病になるリスクがある

糖代謝がうまく働かなくなると血糖値は上昇し、糖尿病を招く

すい臓の働きが悪くなると高血糖に

高血糖が続くと、体内で何が起こるのか――そのカギはすい臓から分泌されるインスリンにあります。インスリンは高くなった血糖値を調整する大事なホルモンです。**高血糖が続くと、インスリンを出すすい臓が疲弊し、インスリンの分泌量が減っていきます。**

このインスリンの分泌がうまくいかなくなると、血液中のブドウ糖を体の各組織に運ぶことができなくなります。

当然、血液内にブドウ糖がたまるので、血糖値は高いままになってしまうわけです。体の筋肉などはブドウ糖がなかなか運ばれてこないので「ブドウ糖が不足している」と誤った判断をしてしまいます。

すると今度は、すい臓のランゲルハンス島のα細胞から、グルカゴンというホルモンが分泌され、肝臓や脂肪組織に蓄えておいたグリコーゲンや中性脂肪をブドウ糖に分解して血液中に送り出してしまいます。

その結果、血液中にブドウ糖が大量に蓄積されたままになり、高血糖の状態が続いてしまうというわけです。

そして、この高血糖の状態が慢性的に長く続くと、インスリンがますます足りなくなり、すい臓はさらに疲弊していきます。

このように、インスリンの分泌が正常に行われず、常に高血糖になってしまう症状こそが、糖尿病です。糖尿病になるリスクを抑えるためには、すい臓が疲弊しないように、高血糖の状態を続けないことが大事なポイントです。

食べすぎ、運動不足、ストレスが原因

空腹時血糖値が126㎎/dL以上になったり、食後の血糖値が200㎎/dL以上になった

りした場合は、糖代謝に異常がある可能性があります。つまり高血糖の状態です。

また、HbA1cが6・5パーセント以上の場合も、糖代謝に異常がある可能性が高いといえます。

では、どのようなことが原因ですい臓が疲弊するのでしょうか。

次の4つがおもな原因になります。

①**肥満**…内臓脂肪が増えすぎるとインスリンを活性化する物質の分泌が少なくなり、インスリンもまた十分な働きをしなくなり、血糖値が上がります。

②**食べすぎ**…食べすぎると血糖値が上がり、すい臓は懸命にインスリンを分泌しようとします。その結果、すい臓のβ細胞が疲れてしまい、インスリンの分泌量が減ります。

③**運動不足**…運動不足が続くとブドウ糖を細胞内に送り込む働きが悪くなります。ブドウ糖をエネルギーとして使えなくなり、血液中にブドウ糖が残ってしまいます。

④**ストレス**…ストレスをためこむと、インスリンの働きを弱めるホルモンが分泌されてしまいます。ケガや病気など肉体的なストレスでも同じです。

すい臓が疲れると血糖は増えるばかり

すい臓が疲れてブドウ糖が運ばれない

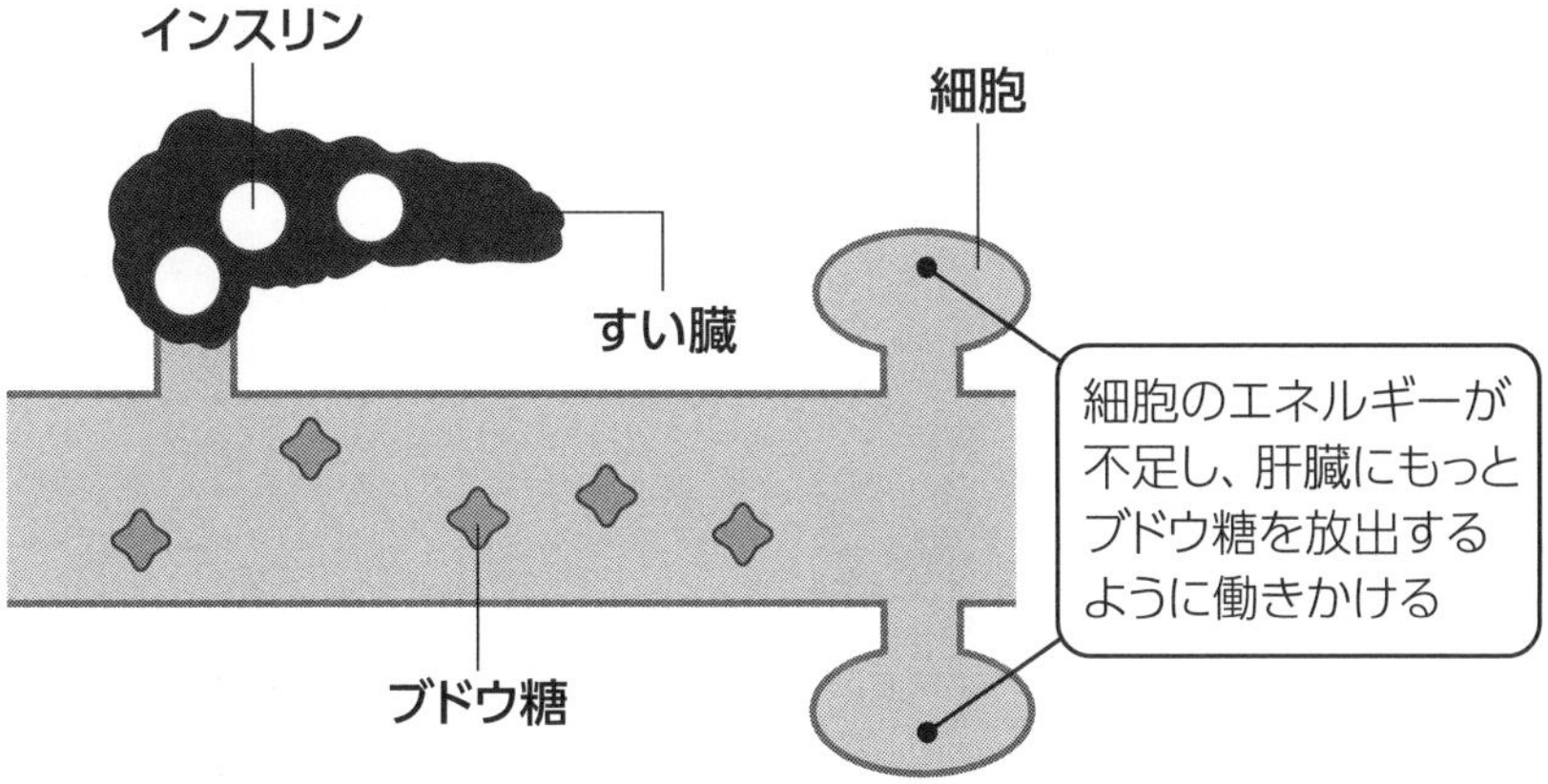

すい臓が疲れるとインスリンが分泌されなくなり、各細胞にブドウ糖が届きません。

肝臓からさらに放出されるブドウ糖

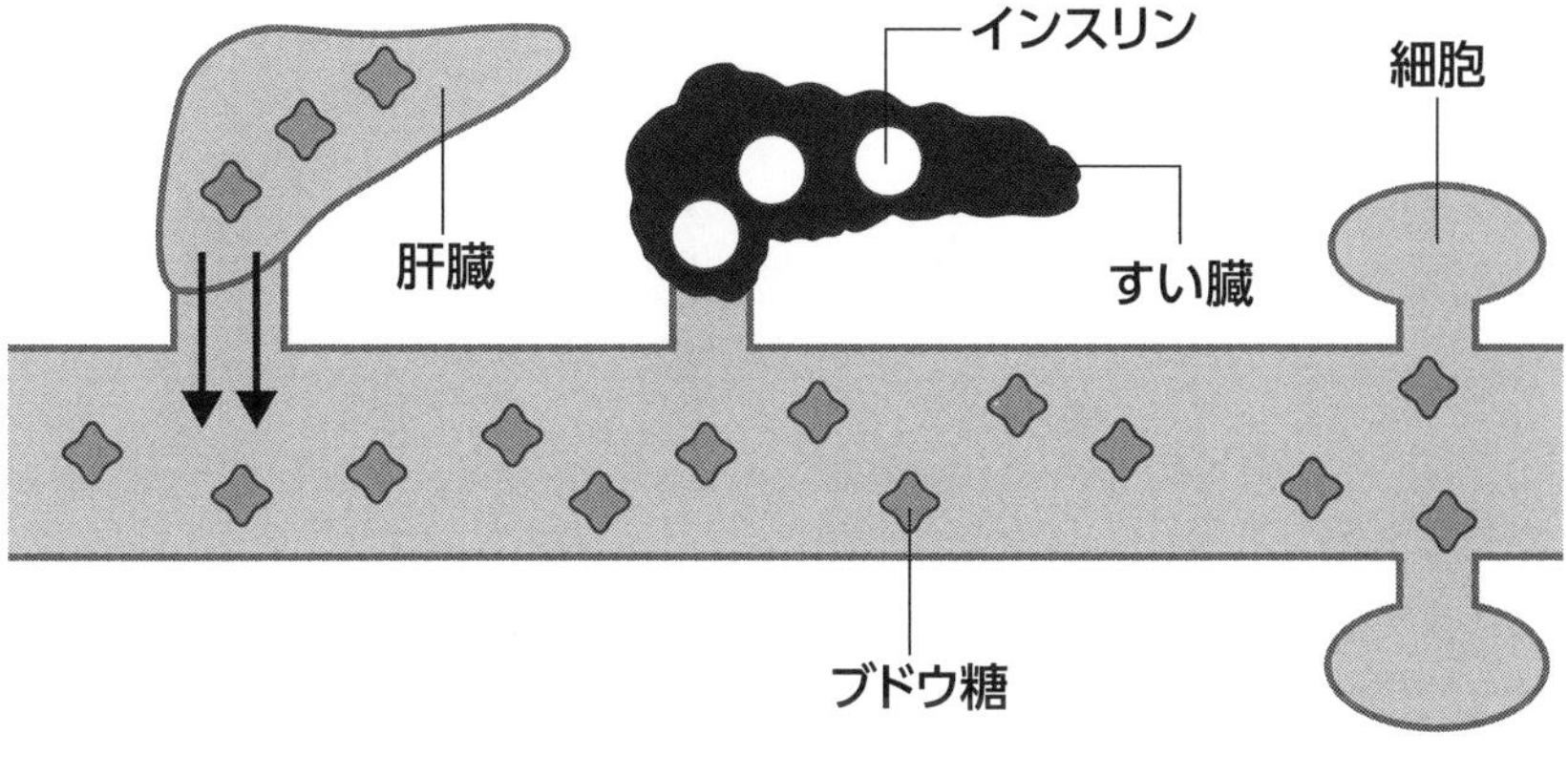

放出されるブドウ糖が細胞に運ばれず、血液中にあふれてしまいます。

糖尿病は、原因ごとに4つの型に分類される

4つのタイプのうち、「2型糖尿病」がもっとも一般的

糖尿病患者のうち90パーセント以上が「2型糖尿病」

糖尿病は原因によって4つに分類されます。私たちが一般的に糖尿病というときは「2型糖尿病」を指します。日本人の糖尿病患者の90パーセント以上を占めているからです。

次に多いのは「1型糖尿病」で全体の5パーセント。あとは妊娠をきっかけに発症する「妊娠糖尿病」、そして、「そのほかの糖尿病」に分けられています。では、それぞれの特徴を見ていきましょう。

① 2型糖尿病

すい臓は正常に機能しているのに、食べすぎ、運動不足、ストレスなど生活習慣の不摂生

4つの糖尿病

糖尿病の種類	特徴
1型糖尿病	自己免疫反応の異常により発症する糖尿病。こどもの時に発症する可能性がある。
2型糖尿病	食べすぎや、運動不足、ストレスなどの生活習慣により発症する糖尿病。血縁者に糖尿病患者がいることとの相関がある。
妊娠糖尿病	妊娠中にインスリンの働きが抑えられて、その影響で発症する糖尿病。産後に血糖値が戻る場合が多い。
そのほかの糖尿病	薬の副作用、遺伝子の異常により発症する糖尿病。

2型糖尿病が90%以上を占めています。

が引き金になって、インスリン抵抗性が加わり発症する糖尿病です。

生活習慣のかかわりが大きいことから生活習慣病のひとつとなっており、中年から高齢者、もしくは肥満気味の人に多いです。

また、家族など血縁者に糖尿病患者がいる場合、体質を受け継いでいる可能性があり、発症のリスクは高まります。

② 1型糖尿病

インスリンを分泌するすい臓のβ細胞が壊れ、インスリンが分泌できなくなった状態の糖尿病です。2型糖尿病とは異なり、基本的に肥満とは無関係といわれています。

原因のひとつは、免疫が自分の細胞を攻撃してしまう反応、すなわち自己免疫反応の異常です。ほかにも原因不明で特発的に発症することもあります。

なお、1型が2型と大きく違うのは発症年齢です。中高年になってから発症する場合もありますが、小児から思春期にかけて発症するパターンが多く見られます。

③　妊娠糖尿病

妊娠中に発症する糖尿病です。糖尿病にいたらない程度の高血糖にもなることもあります。妊娠中は胎盤からインスリンの働きを抑えるホルモンが分泌され、血糖値が上がりやすくなるためです。流産や早産、胎児にも影響する場合があるので、妊娠中の血糖コントロールは非常に重要になります。

多くの人は出産後に血糖値が正常に戻りますが、そのまま糖尿病になってしまう人もいるのです。

④　そのほかの糖尿病

すい臓、肝臓、甲状腺や副腎などの疾患、さらにがん、感染症などの病気や、薬の副作用が原因といわれている「2次性糖尿病」、あるいは、すい臓のβ細胞の働きに関する遺伝子の異常などが原因の「遺伝子異常にともなう糖尿病」などもあります。ただし、患者数は多くありません。

2型糖尿病は食事と運動で改善する

2型糖尿病の場合、治療方法としては食事療法、運動療法が基本となりますが、それで改善されない場合は症状に合わせて薬物療法を取り入れます。

1型糖尿病は突然発症し、症状が急激に進むので、インスリン注射で改善を図ります。

妊娠糖尿病は胎児へ悪影響が出るといけないので、飲み薬は使えません。インスリン注射で対応します。

そのほかの糖尿病の場合は、もともと持っている病気の治療を行いながら、血糖値のコントロールを行います。持病が治れば、おのずと糖尿病が改善されるケースも多いようです。

糖尿病には、さまざまな合併症がある

糖尿病になると脳梗塞や心筋梗塞にかかる確率も高まる

じわじわ進行する慢性合併症

糖尿病の合併症には、慢性合併症と急性合併症があります。

慢性合併症は、長い年月をかけてじわじわと進行していきます。糖尿病は、慢性的な高血糖の状態。といっても、おもだった症状がないまま進行するので、**気づいたときには高濃度となったブドウ糖が血管の内部を傷つけ、血管を破壊してしまっています。**

最初にみられる症状は、細い血管に障害が生じることで起こる「細小血管障害」です。細小血管障害には「糖尿病の三大合併症」と呼ばれている次の3つがあります。

① 糖尿病性神経障害

糖尿病の3大合併症

おもな細小血管障害	症状
糖尿病性神経障害	足の指先がしびれたり、足の裏の感覚がなくなったり、鈍くなったりする
糖尿病腎症	血液中に老廃物がたまってしまい、尿毒症や腎不全が引き起こされる
糖尿病網膜症	目の網膜にある微少な血管が破壊され、出血やむくみを起こす

合併症がこわいのが糖尿病です。

糖尿病の合併症のなかでも比較的早く現れるのが、糖尿病性神経障害です。糖尿病発症から5年以内に症状が出てくるといわれています。

まず、足の指先がしびれたり、足の裏の感覚がなくなったり、鈍くなったりといった症状が出てきます。足がつったり、人によってはしびれがこらえきれない痛みに変わり、夜眠れなくなる人もいます。

そのほか、顔面の神経麻痺や感覚の低下、自律神経に異常が起こって、めまいや不整脈、便秘・下痢、腹痛などの症状が出てきます。

② 糖尿病腎症

腎臓のなかの血管に障害が起こり、ろ過機能が低下して血液中に老廃物がたまってしまい、尿毒症や腎不全が引き起こされてしまう病気です。

初期の段階では自覚症状がなく、発見が手遅れになることがあるので、気になる人は定期的に血液検査を受け、ＣＲＥ値やＥＧＦＲ値、尿タンパク、尿中アルブミンをチェックすることが大切です。

初期であれば治療で治りますが、放置しておくと人工透析を受けなければいけません。

③ 糖尿病網膜症

高血糖によって目の網膜にある微少な血管が破壊され、出血やむくみをおこす病気です。放っておくと網膜剥離《もうまくはくり》を発症し、それによって失明することがあります。

糖尿病を発症して10年以上経過したの人の半数が、網膜に何らかの異常を持っており、糖尿病歴20年以上の人は、約８割の人が網膜症を発症しているといわれています。

これら①～③の「細小血管障害」はすべて生活に何らかの支障をきたす病気です。

一方、糖尿病によって太い血管に障害が生じることで発症するのが「大血管障害」です。脳梗塞や心筋梗塞、狭心症、閉塞性動脈硬化症などの合併症で、命にかかわります。そのため、糖尿病になったら、かならず医療機関を頼りましょう。

急性合併症は全身に悪影響をおよぼす

急性合併症は、感染症や脱水症状を起こし、体調が急激に変化したことによって、異常な高血糖状態に陥り、発症するものです。急性合併症には、「糖尿病ケトアシドーシス」と「高浸透圧高血糖症候群」があります。

「糖尿病ケトアシドーシス」は極度のインスリン不足が原因で、発症します。体全体がエネルギー不足となり、代わりに大量の脂肪を分解してエネルギーを何とか供給しようとする病気なのです。脂肪が分解されると、代謝産物として血液中にケトン体という物質が増えて血液が酸性になり、その結果、意識がもうろうとなってしまいます。

「高浸透圧高血糖症候群」は、2型糖尿病の患者に多く見られます。感染症や嘔吐・下痢による脱水、ステロイドや利尿薬などの薬を服用した際に生じるケースが多いといわれています。激しい脱水症状と極度の高血糖になり、意識障害をもたらすこともあります。

こうした急性合併症は、糖尿病以上に恐ろしいということを肝に銘じて、糖尿病の予防・改善をしましょう。

肥満と糖尿病は切っても切れない関係にある

メタボリック・シンドロームの人は糖尿病に要注意！

日本人が糖尿病になりやすいワケ

糖尿病には、大きくふたつの要因があります。

ひとつは遺伝的要因です。家族や親戚など血縁者に糖尿病の人がいる場合、その人と同じ遺伝子や似た体質を受け継いでいる可能性があるため、糖尿病になるリスクが高いのです。

また、欧米人はよほど太っていても糖尿病にはなりません。

ところが**日本人は太りやすく、インスリンの分泌量が欧米人より少ないので、肥満が原因で糖尿病になるリスクが高いのです。**

「まだ、小太り程度だから大丈夫」と油断してはいけません。日本人は、少し内臓脂肪がつ

太りやすい日本人

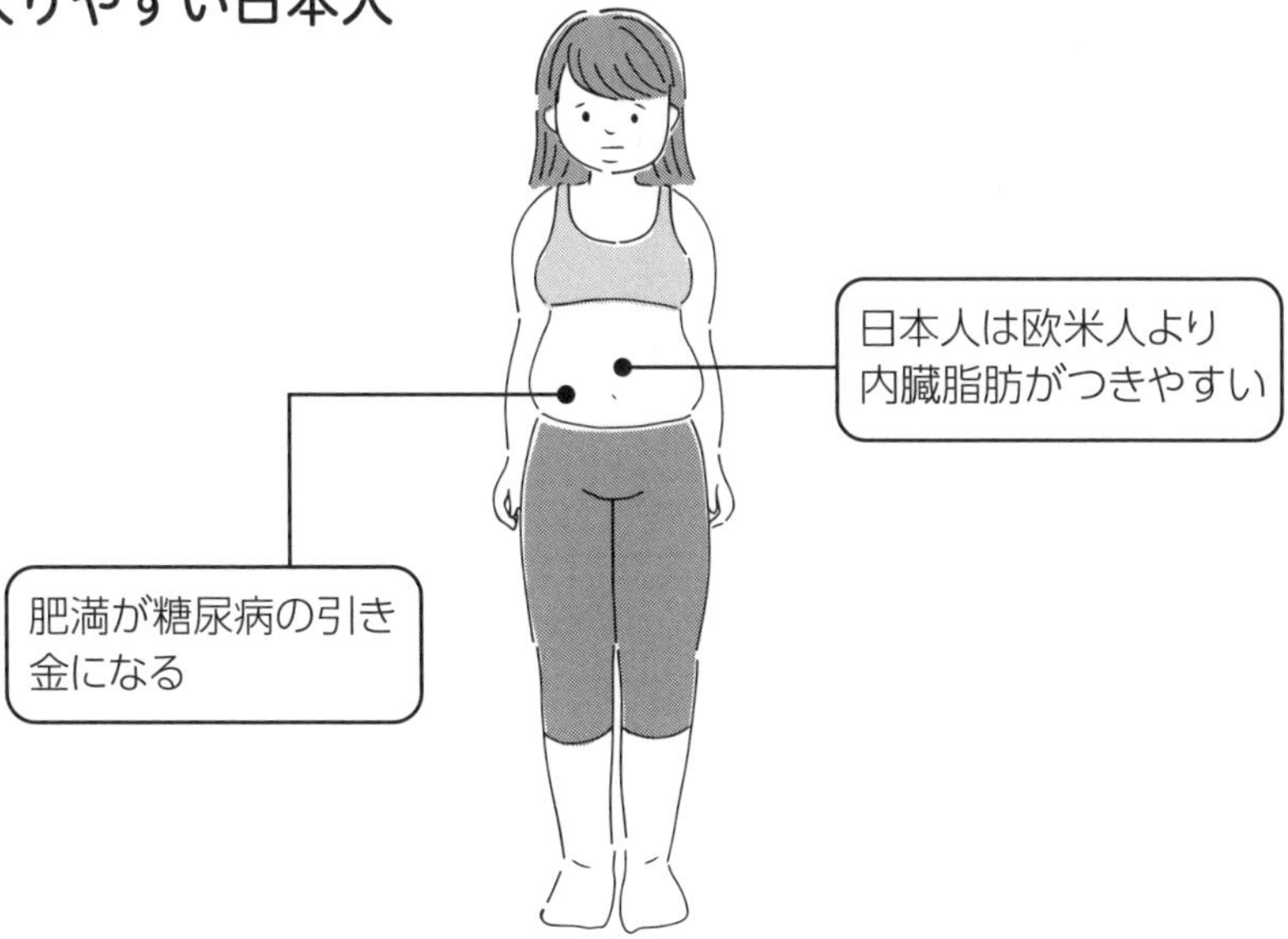
日本人は欧米人より
内臓脂肪がつきやすい
肥満が糖尿病の引き
金になる

小太りでもインスリンの分泌量が欧米人より少ないため、 糖尿病のリスクは高まります。

いただけで糖尿病になってしまう可能性が高いのです。

内臓脂肪型肥満に注意

もうひとつは環境的要因です。糖尿病になりやすい遺伝因子をもつ日本人は、次のような要因が引き金になり、発症してしまうことが多いようです。

食べすぎ、運動不足、肥満もしくは肥満気味である（BMI＝23以上）、加齢、過度なストレス、睡眠不足、不規則な生活などです。

このなかでもっともリスクの高い

要因が「**肥満もしくは肥満気味である**」です。とくに皮下脂肪の多い肥満タイプよりも、内臓脂肪型肥満（38ページ）の人は注意が必要です。

なぜかというと、内臓脂肪がたまるとインスリンの働きを邪魔する物質が分泌されるからです。その結果、血糖値が上昇し、糖尿病を発症しやすくしてしまいます。

とくに女性は、更年期になると皮下脂肪よりも内臓脂肪が増えやすくなるので、注意が必要です。

肥満がもたらすデメリット

体内にある脂肪細胞は、肥満が進むにつれて「小型肥満脂肪細胞」から「大型肥満脂肪細胞」になります。「小型」のときは動脈硬化を防止してくれる物質を分泌しているのですが、「**大型**」**になるとその分泌量が低下し、反対に血圧を上昇させる物質、血栓をつくる物質や、インスリンの作用を妨害する物質などを大量に分泌するようになります**。

インスリンの作用が妨害されて高血糖が続くと、すい臓が過剰にインスリンを分泌しすぎて疲弊し、インスリン分泌量が低下していきます。このサイクルを糖毒性といいます。それが2型糖尿病の発症につながります。

また、肥満は高脂血症、高血圧、血栓の増加につながり、動脈硬化を起こします。高血糖状態が続くこと自体もまた動脈硬化につながるのです。

ふたつの要因で動脈硬化が進むわけですから、脳梗塞などの重大な病気のリスクが上がってしまいます。

肥満のデメリットはほかにもあります。私たちは年齢とともに筋肉量や骨の量が減り、体を支える力が弱くなります。そこに肥満が加わると骨や関節への負担が大きくなり、腰痛やひざ痛などを引き起こしやすくなります。痛風や脂肪肝、すい炎、さらには大腸がんや乳がん、子宮がんなど多くのがんのリスクも高くなります。

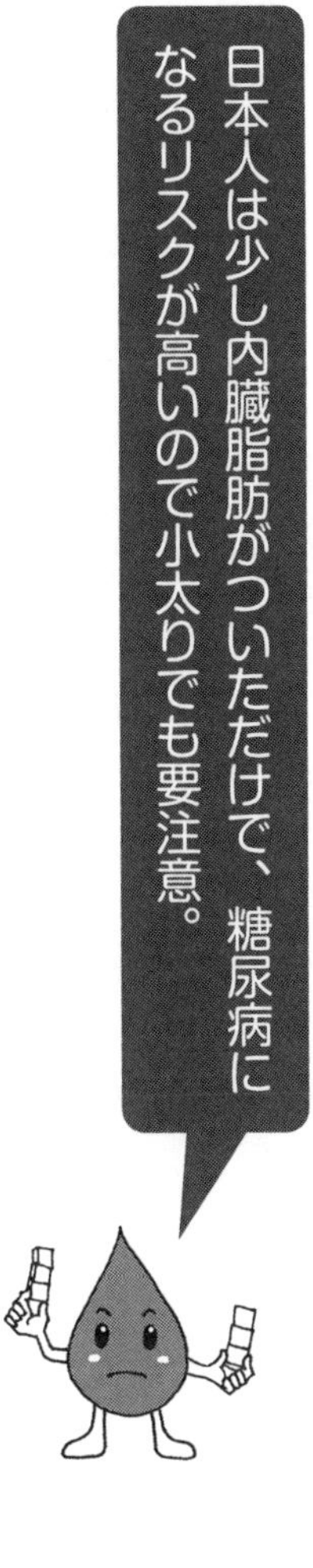
日本人は少し内臓脂肪がついただけで、糖尿病になるリスクが高いので小太りでも要注意。

ＢＭＩ値が低い場合でも血糖値は高くなる

数値だけ、体型だけではわからない

ＢＭＩ値ではわからない「隠れ肥満」

肥満には、皮下脂肪型肥満と内臓脂肪型肥満があります。

皮下脂肪型肥満は太ももやお尻、下腹部などに脂肪がつくのが特徴で、目に見えて太ったかどうかを自覚しやすい肥満です。洋なし型肥満ともいわれます。おもに女性に多く見られるのが、この洋なし型肥満です。

内臓脂肪型肥満は腸の間の膜などに脂肪が過剰に蓄積しているタイプの肥満です。ウエストまわりだけがポコッと太るのが特徴で、こちらはリンゴ型肥満と呼ばれています。

以前は男性に多く見られるタイプの肥満でしたが、最近は食生活の変化もあって女性にも

2種類の肥満パターン

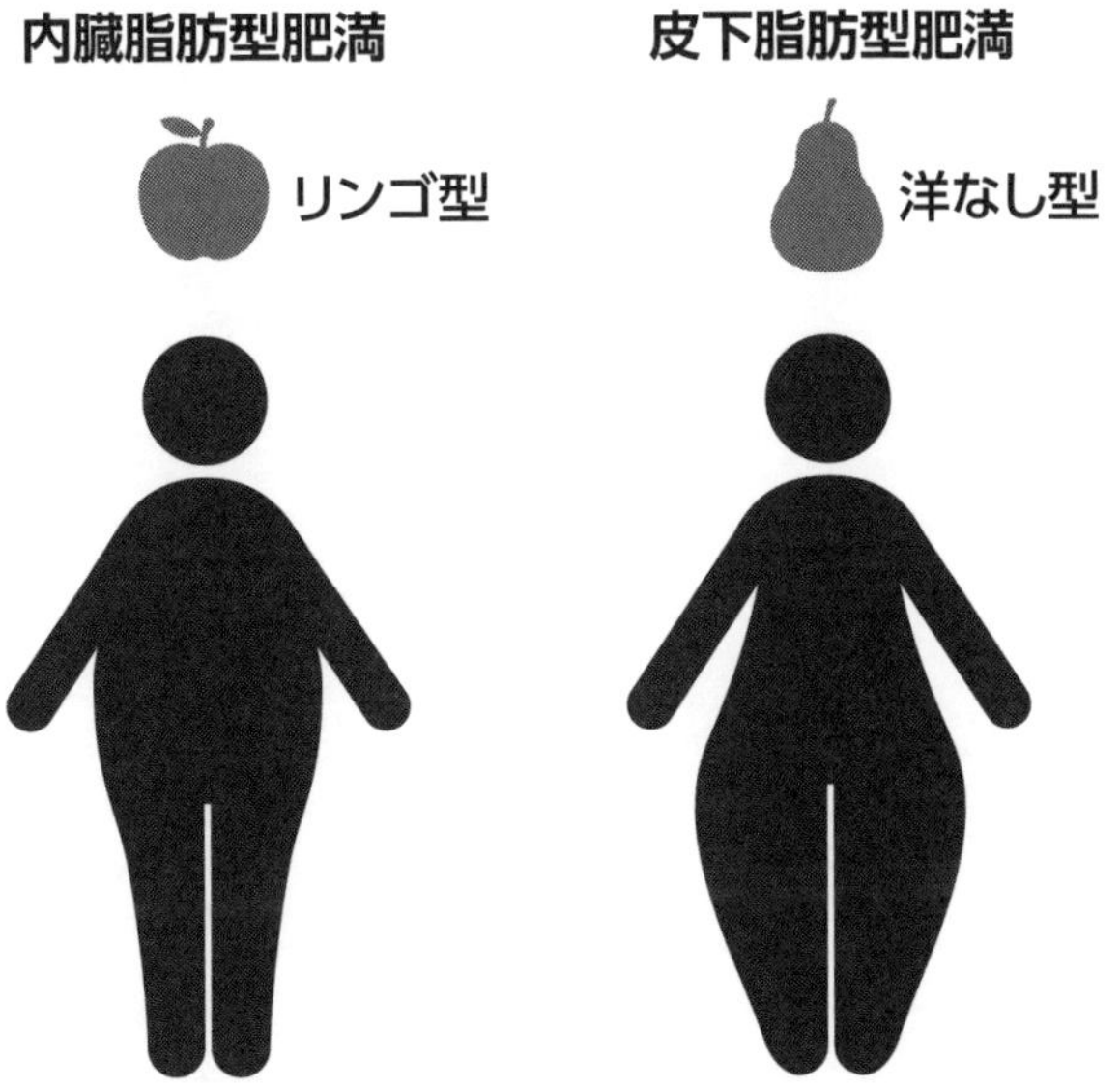

見ためが太っていなくても内臓脂肪がついているかもしれません。

多く見受けられるようになりました。

とくに、閉経後の女性は、内臓脂肪型肥満になりやすいといわれています。

見ためでも自分が肥満かどうかはわかるかもしれませんが、より具体的な数値で目安となるものがあるのです。

最近ではすっかり有名になっているＢＭＩ値（ＢＭＩ値＝〔体重(kg)〕÷〔身長(m)〕の２乗）です。ＢＭＩの数値と肥満については、次のページの表にまとめました。

ただ、ＢＭＩ値は体重と身長だけ

BMIで示される肥満度

BMI値	分類
18.5未満	痩せ型
18.5～25未満	標準体型
25～30未満	肥満度1
30～35未満	肥満度2
35～40未満	肥満度3
40以上	肥満度4

肥満度が高ければ高いほど、 糖尿病のリスクは高まります。

で算出した数値なので、筋肉や脂肪の量は考えていません。したがって、これだけでは内臓に脂肪がついているかどうかはわかりません。

たとえば、BMI値が18・5未満の「痩せ型」の人の場合、お尻や下腹部が出ることはありませんし、脂肪をつまめるわけではないので全然太っていないように見られます。

しかし、内臓脂肪が蓄積していることもあるのです。見ためは細く見えても「隠れ肥満」というわけです。筋肉量が少ないのも、内臓脂肪型肥満の大きな特徴のひとつです。

内臓脂肪はチェックできる

内臓脂肪がついているかどうかは、人間ドックなどでＣＴ検査を受けないとわからないのですが、自分でチェックすることもできます。

背筋を伸ばしておなかに力を入れ、おなかのふくらみを指でつまんでみてください。脂肪も一緒にたっぷりつかめたら皮下脂肪型肥満、皮だけしかつかめないのに腹囲が90センチ以上ある場合は内臓脂肪型肥満の可能性があります。

そして、**この内臓脂肪型肥満が糖尿病にいたる原因になります。ですから「痩せている」「ＢＭＩ値が標準だった」**からといって、**安心してはいけません。**

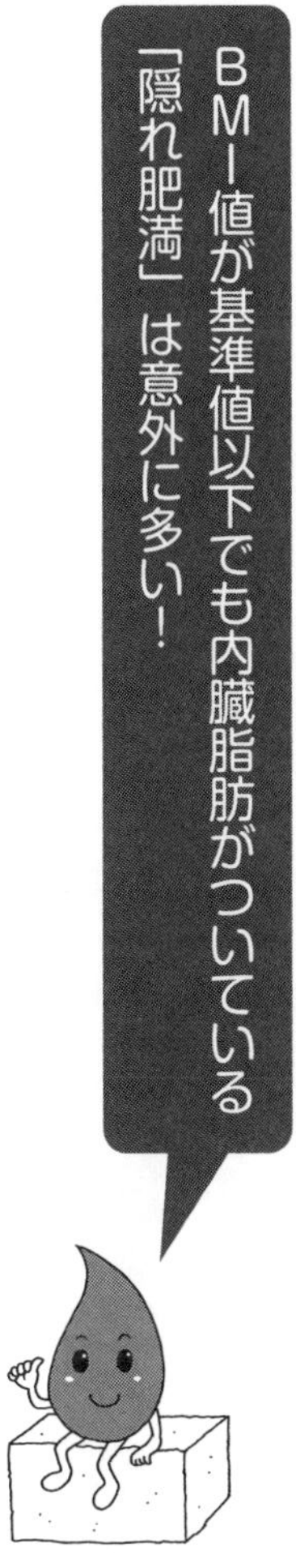
ＢＭＩ値が基準値以下でも内臓脂肪がついている
「隠れ肥満」は意外に多い！

健康のために知っておきたい話①

糖尿病の初期症状は意外なところに現れる

糖尿病は自覚症状のないままに進行します。症状に気づかないからといって、そのまま放置していると、糖尿病が進行し、重大な合併症を発症するかもしれません。そこで、以下の危険信号を見逃さないようにしましょう。

- のどが渇きやすい
- よく食べているのに体重が減る
- トイレに行く回数が増える
- だるく、疲れやすくなった
- 手足がしびれる
- 足がむくむ
- こむら返りがよく起こる

血糖値がつねに300を超えた状態になると、合併症が必ず起こります。そうなる前の、上記の段階で気づけば、まだまだ糖尿病の合併症を防げる可能性は大きいといえます。気になる症状があれば、今のうちに病院で診てもらいましょう。

part2

女性の体と血糖値の関係は？

健康診断表の結果を正しく判断し、健康管理に役立てる

健康診断は糖尿病を見つけるもっとも身近な手段

糖尿病が心配な人はまず血糖値とＨｂＡ１ｃの数値を確認する

健康診断は自分の体の状態を把握する絶好の機会です。結果が届いたら、それぞれの判定と基準値をチェックしましょう。再検査、要精密検査とあったら迷わず受診することをおすすめします。

糖尿病の疑いがあるかどうかは、血糖値の数値とＨｂＡ１ｃの両方で判定されます。その際、①糖尿病型②境界型③正常型のいずれかの判定となります。

①の糖尿病型には次の３つのパターンがあります。

Ⓐ　空腹時血糖値が糖尿病基準値の１２６㎎／dL以上。「要注意」「異常」と判定され、すで

3つの型で判定される糖尿病

①糖尿病型	Ⓐ	空腹時血糖が126mg/dL以上
	Ⓑ	空腹時血糖が126mg/dL以上かつ、HbA1cが6.5%以上
	Ⓒ	HbA1cが6.5%以上
②境界型		空腹時血糖が110～125mg/dL もしくはHbA1cが6.0～6.4%
③正常型		空腹時血糖が99mg/dL以下かつ、HbA1cが5.5%以下 （空腹時血糖が100～109mg/dL、HbA1cが5.6～5.9%の場合は、正常高値です。）

境界型の人も、「糖尿病の疑い」は残るので、要注意です。

に糖尿病の典型的な症状が出ている場合は、糖尿病と診断されます。もし、症状がない場合は、1カ月以内に再検査を受ける必要があります。

Ⓑ 血糖値、HbA1cともに上表の糖尿病基準値を超えている場合は糖尿病と診断されます。

なお、Ⓐのパターンで症状が出ていない場合の人が再検査をした際、数値がどちらも糖尿病基準値の範囲外だった場合でも、「糖尿病の疑い」はあるので、3カ月から半年以内に、血糖値とHbA1cの再検査を受けておいたほうがいいでしょう。

Ⓒ HbA1cのみが糖尿病基準値の6・5パーセント以上の場合も「糖尿病型」になります。このケースも再検査が必要ですが、その際、合わせて血糖値の再検査も必要になります。血糖値、HbA1cのどちら

か、あるいは両方が糖尿病基準値を超えていると糖尿病と診断されます。

糖尿病基準値より低ければ、「糖尿病型」ではないと判断されますが、やはり「糖尿病の疑い」は残るので、3カ月から半年の間に血糖値とＨｂＡ１ｃの再検査が必要です。

「境界型」も安心できない

②の「境界型」は、③正常型にも①糖尿型にも属さないタイプで、「耐糖能異常（ＩＧＴ＝Impaired Glucose Tolerance）」といわれます。
空腹時血糖値との関連もあります。朝食前の空腹時の血糖値を調べる検査で、この数値が１１０～１２５㎎／dLだと、「空腹時血糖異常（ＩＦＧ）」となります。いわゆる糖尿病予備軍です。さらに空腹時血糖値が１００～１０９㎎／dLの場合、一応正常値ではあるものの、「正常高値」と位置づけられるので油断はできません。

ＨｂＡ１ｃでみると６・５パーセント以上は「糖尿病型」で、６・０～６・４パーセントが「境界型」となります。「境界型」の怖いところは、数年以内に糖尿病を発症する確率が高いことです。数値が正常値範囲だからといって安心はできません。なお、血糖値は定期的に調べる人が多いのですが、HbA1cは気にしない人も多く、数値の上昇に気づかないことがあります。少なくとも年に1回の健康診断で、チェックしておきたいものです。

1回の検査ではわからないこと

ちなみにもうひとつ、75gブドウ糖負荷試験という検査があります。10時間以上の絶食後、朝食前に75gのブドウ糖水溶液を飲み、空腹時および負荷後30～60分おきに血糖値を測定する試験です。

再検査でこの検査を受けて2時間後の血糖値が200mg／dL以上だと「糖尿病型」になります。基準となる血糖値が140～199mg／dLで、この範囲の数値だと糖尿型に悪化するリスクが高いといえます。

糖尿病にはいくつかの判断基準があります。なぜなら、**1回の検査ではわからないことも多いからです**。したがって健康診断で「糖尿病の疑いがある」といわれたら、「疑いの段階なら心配ない」と自己判断せず、できるだけ早く再検査を受けるようにしましょう。

閉経後の女性ホルモンの低下は血糖値にも影響する

エストロゲンの減少が高血糖を招く

月経周期とともに血糖値は変化する

女性には月経周期に強く影響している、エストロゲン（卵胞ホルモン）とプロゲステロン（黄体ホルモン）というホルモンがあります。

子宮内膜が厚くなる時期は、エストロゲンの分泌量が上昇します。それがピークに達すると排卵が始まり、エストロゲンは徐々に減少し、代わりにプロゲステロンの分泌量が上昇していきます。

この排卵された卵子に精子が受精しなければ、エストロゲンとプロゲステロンの分泌はともに減少し、排卵からだいたい14日後に月経が起こるというしくみになっています。

女性の多くはこの月経周期に合わせて食欲や体重が増えたり減ったり、あるいは月経前に頭痛やイライラといった、いわゆる月経前症候群に悩まされる経験をしているはずです。

じつは同じように血糖値も月経周期に合わせて変動しています。エストロゲンの分泌量が増える時期は血糖値が低めに抑えられます。

ところが排卵以降、エストロゲンの分泌量が減少するにつれてインスリンの効きが悪くなり、血糖値は上昇しやすくなります。

つまり、血糖値もまた女性ホルモンに大きく影響されているわけです。

40代以降は女性の糖尿病の患者が増える

そもそもエストロゲンという女性ホルモンはインスリンの働きを調整する役割を担っています。血液中にブドウ糖が増えるとインスリンが分泌され、血液中のブドウ糖を体内の細胞に取り込ませ、エネルギーとして利用できるようにしています。

また、血液内のブドウ糖が増えすぎないような調節役も担っています。だから、**エストロゲンが分泌されている間は、血糖値や血圧を低く抑えられている**わけです。

女性のエストロゲンの分泌量

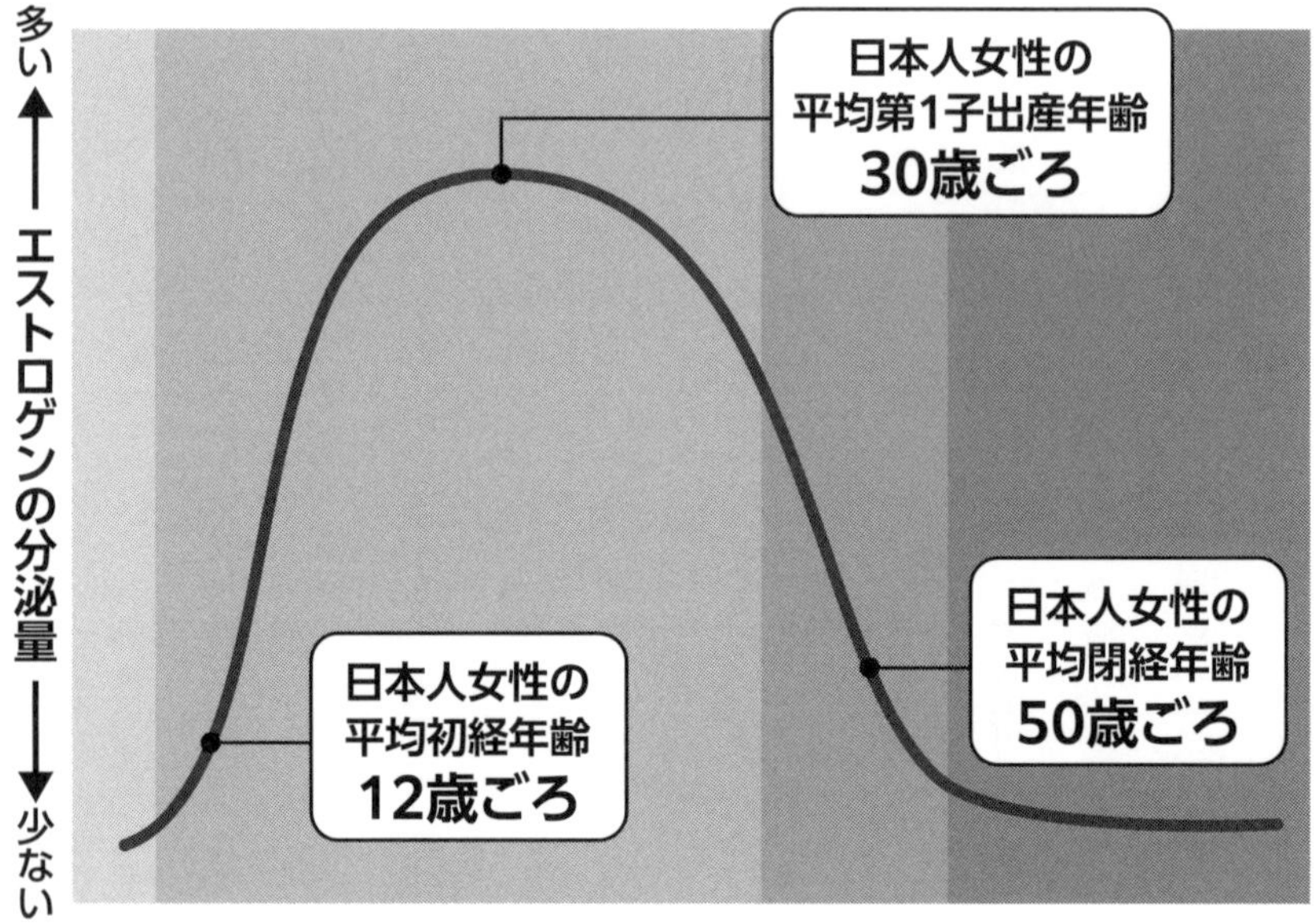
多い
エストロゲンの分泌量
少ない
日本人女性の
平均初経年齢
12歳ごろ
日本人女性の
平均第1子出産年齢
30歳ごろ
日本人女性の
平均閉経年齢
50歳ごろ

30歳ごろをピークにエストロゲンの分泌量は減っていきます。

エストロゲンは男性にもあるホルモンですが、圧倒的に女性のほうが分泌量は多いので、エストロゲンの働きによって血糖値が上がりにくい性質を備えていることになります。だから20代、30代の女性に糖尿病の患者さんが少ないのです。

ところが、30代をピークに、**40代以降、このエストロゲンが減ってしまいます。エストロゲンが減るとインスリンの働きが低下するため、血糖値が上がりやすくなります。**さらに閉経を迎えると、エストロゲンはほとんど機能しなくなります。その結果、急に血糖値の調整ができなくなり、高血糖になりやすくなってしまうというわけです。

エストロゲンの減少で起こる他の症状

エストロゲンは、月経や妊娠といった生殖機能だけでなく、自律神経系や心臓や血管、脳機能、骨の代謝、脂質代謝、糖代謝、皮膚代謝など体中のさまざまな働きに作用しています。エストロゲンは健康維持に大きく貢献しているわけです。

それだけにエストロゲンが減少する40代以降、それまで安定していた心身の調子が乱れやすくなります。

たとえば、自律神経が乱れることで引き起こされるのが更年期障害、骨の代謝が進まなくなると骨粗鬆症、脂質代謝が促進されなくて起こるのが脂質異常症です。もの忘れやうつ、心臓・血管疾患リスク増加、皮膚の萎縮・色素沈着などもエストロゲン減少によるものがほとんどです。

また、自律神経が乱れることによって感情のコントロールも難しくなることがあります。感情や心の不調を感じたら、医療機関に相談しましょう。

男女で異なるライフステージの変化

女性はライフステージごとに糖尿病のリスクも変わってくる

年齢を重ねるとともに女性の糖尿病発生率も高くなる

2019年、厚生労働省が実施した「国民健康・栄養調査」によると、「糖尿病が強く疑われる者」の割合は男性が19・7パーセント、女性が10・8パーセントであることがわかりました。

実際、正常値における数値は血糖値、HbA1cともに男性のほうがやや高めとなっています。

ところが、年齢別でみると**女性も60代、70代になると患者数が急増しています。** 30代と40代は3パーセントにも満たないのですが、50代になると6パーセント近くになり、60代にな

女性の年齢別人口に占める糖尿病が強く疑われる割合

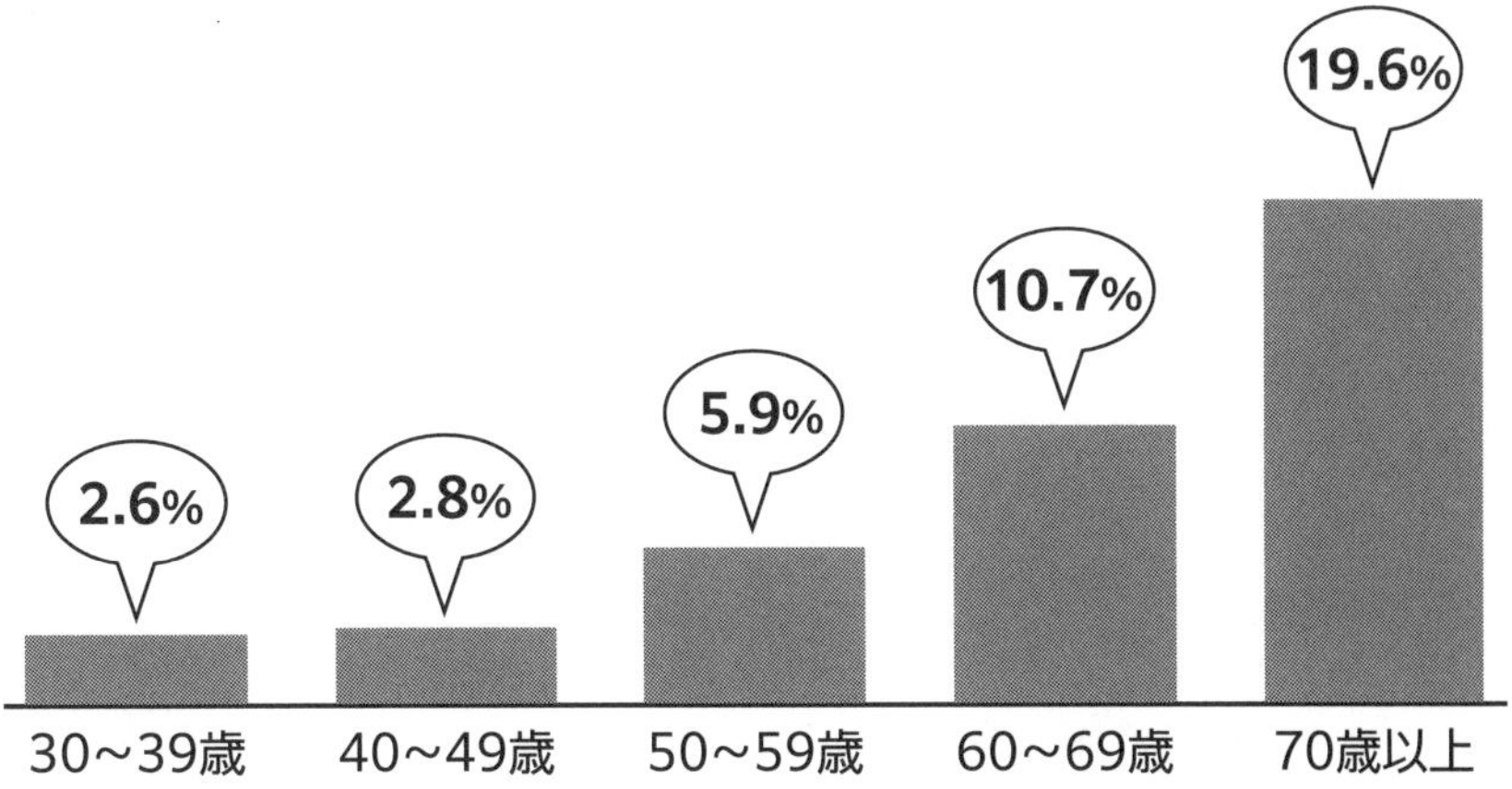

令和元年国民健康・栄養調査をもとに作成

年齢を重ねるごとに、 糖尿病患者の割合は増えていきます。

ると10・7パーセント、さらに70歳以上になると19・6パーセントと、約5人にひとりが糖尿病に悩まされる結果となっています。

男性よりも糖尿病になるリスクは低いものの、女性はなぜこれほどまでに年代によってリスクに差が生じるのでしょうか。

男性が糖尿病にいたってしまうのは、仕事にかまけて食生活が乱れ、食べすぎと運動不足が重なって肥満になってしまって……といった具合に、みずからの不摂生が招くパターンが多いのが現状です。

女性でも、食べすぎや運動不足が原因で糖尿病にかかるリスクを高めてしまっている人たちが少なからずいます。

しかし、女性の場合、明らかに年齢差が男性よりも大きくなっています。**つまり、年を重ねることが、糖尿病のリスクを高めているわけです。**

ハイリスクな年齢、生活環境にある人は要注意

女性の人生は、①思春期②性成熟期③更年期④老年期の4つのステージに大まかに分かれます。①の思春期は、10代前半から20代前半の時期を指します。②性成熟期は20代半ばから40代前半です。③更年期は40代半ばから60代前半。そして④老年期は65歳以上の年代です。

ステージが移行していくとともに、ただ年齢が上がるだけでなく、エストロゲンの分泌量が年齢によって大きく変化します。女性の場合、結婚や出産などによって生活環境や自分を取り巻く社会状況が変化しやすく、体型や精神状態も変わりやすくなるといった側面を持ち合わせています。

老年期に近づくにつれて糖尿病のリスクは高くなります。糖尿病は男性の病気と思っている人もいるかもしれませんが、それは大きな間違いです。

女性のライフステージと体の状態

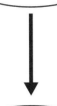

① 思春期　10代前半 ~ 20代前半

身体的な変化、感情の波などがよくみられる。月経の始まりが見られるが周期が安定するまでに時間がかかることも。エストロゲンの分泌が増え始める。

↓

② 性成熟期　20代半ば ~ 40代前半

結婚・出産などにより、生活環境が大きく変化することが多い。この時期はエストロゲンの分泌量が安定し、糖尿病のリスクは少ない。ただ、妊娠中に妊娠糖尿病にかかるケースも。

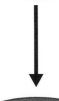

↓

③ 更年期　40代半ば ~ 60代前半

50代前半ぐらいまでに閉経を迎え、エストロゲンの分泌量が激減。このころから血糖値が上がりやすくなる。親や配偶者にも健康問題が生じるころ。

↓

④ 老年期　65歳以上

自身の健康が気になり始める。足腰が弱くなり、出かけるのがおっくうになったりする場合もある。エストロゲン減少の悪影響がさらにエスカレート。高血糖、糖尿病、動脈硬化、骨粗鬆症などを発症しやすくなる。

ライフステージとともに体も変化し、 糖尿病のリスクが高まります。

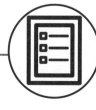

閉経後の肥満やストレスが血糖値に与える影響

ストレスがインスリンの働きを悪くしている

肥満になるとインスリンの働きを弱める物質が分泌される

女性は閉経後、コレストロールや中性脂肪が増加します。その結果、それまでの皮下脂肪型肥満（洋なし型肥満）から、男性に多い内臓脂肪型肥満（リンゴ型肥満）へと移行しやすくなります。

内臓脂肪型肥満になると、肥大化した脂肪細胞から血中に分泌される遊離《ゆうり》脂肪酸《しぼうさん》などの物質が、インスリンの働きを抑制してしまいます。

インスリン分泌が増加して量が十分にあるにもかかわらず、インスリンの働きが悪くなる状態を「インスリン抵抗性」といいますが、この状態におちいると、血糖を下げる力がさら

ついつい摂りがちな麺類

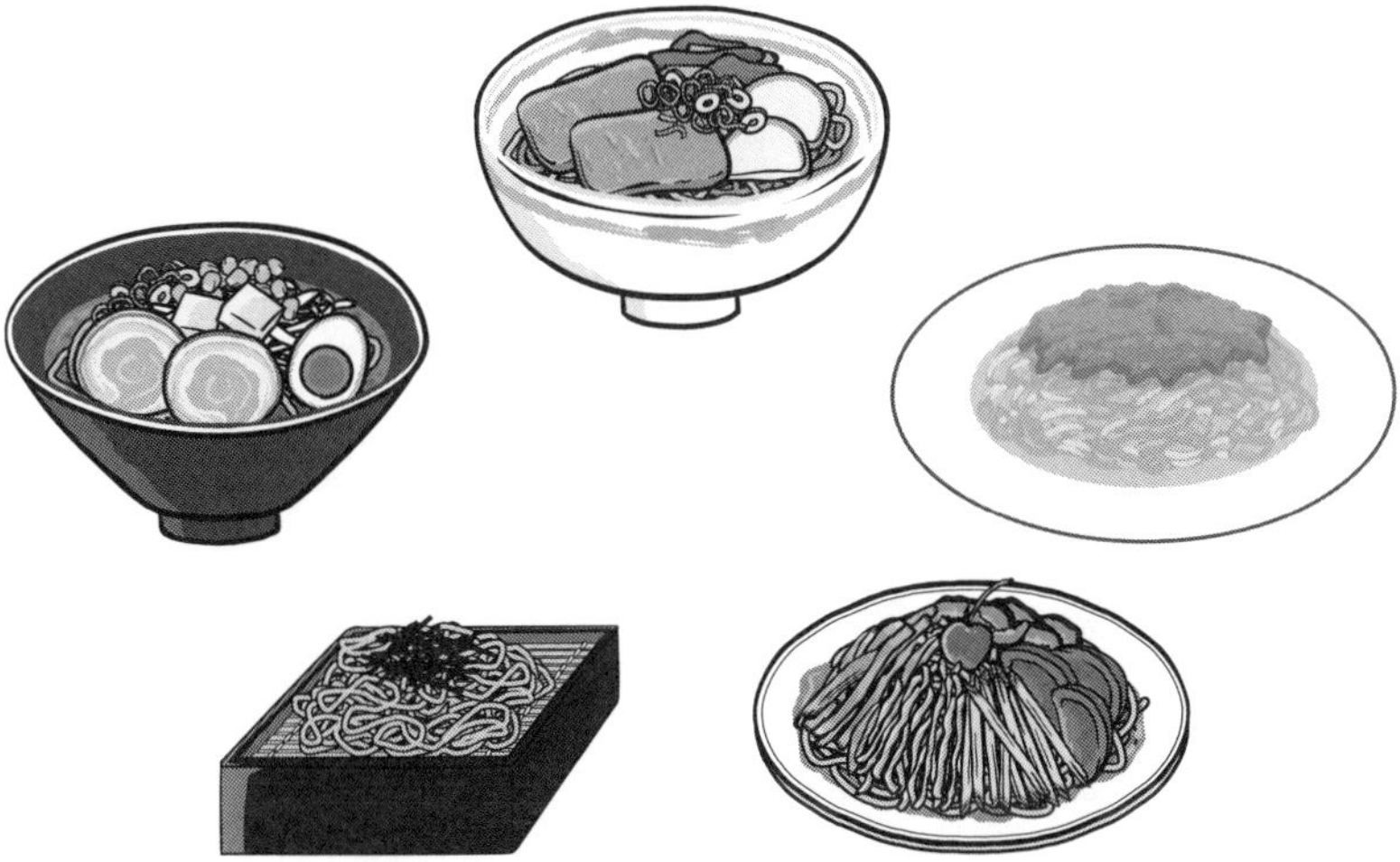

食べるときは、 サラダセットをつけるなどのくふうをしましょう。

に落ちてしまい、高血糖となり、糖尿病の発症につながってしまいます。

女性の場合、若いころはエストロゲンがインスリンの働きを促進してくれたため、血糖値を意識しないまま日々の生活を送ることができます。それで安心しきったままでいると更年期以降が大変です。

エストロゲンが減少してしまって脂質代謝がうまくいかなくなり、血液中の脂質も増える傾向にあります。それで50代になって気づいたら脂質異常症を発症しまうことも、決して少なくありません。

やがて動脈硬化を起こし、脳卒中にいたるケースも多いのです。

しかも女性の場合、高齢になってから発症することが多いので重症化しやすいといわれています。

女性ならではのストレスが血糖値を上げていく

強いストレス、慢性的なストレスがある場合、血糖値は上がります。

実際、ストレスが多い人は、少ない人に比べて糖尿病を発症するリスクが高いという報告が、海外の研究で多くみられます。

ストレスがあるとき、体はさまざまなホルモンを分泌して対抗しようとしますが、ホルモンが活動するためにはエネルギー源としてブドウ糖が必要になります。そのため、血液中のブドウ糖が増えて血糖値が上がってしまうわけです。

じつは、女性は男性よりもストレスを感じやすいといわれています。家庭や職場での人間関係、子どもの将来、親の介護などもそうですが、日常のほんの小さなできごとも気になってしまい、ストレスを感じてしまう傾向が強いわけです。

ストレスの要因

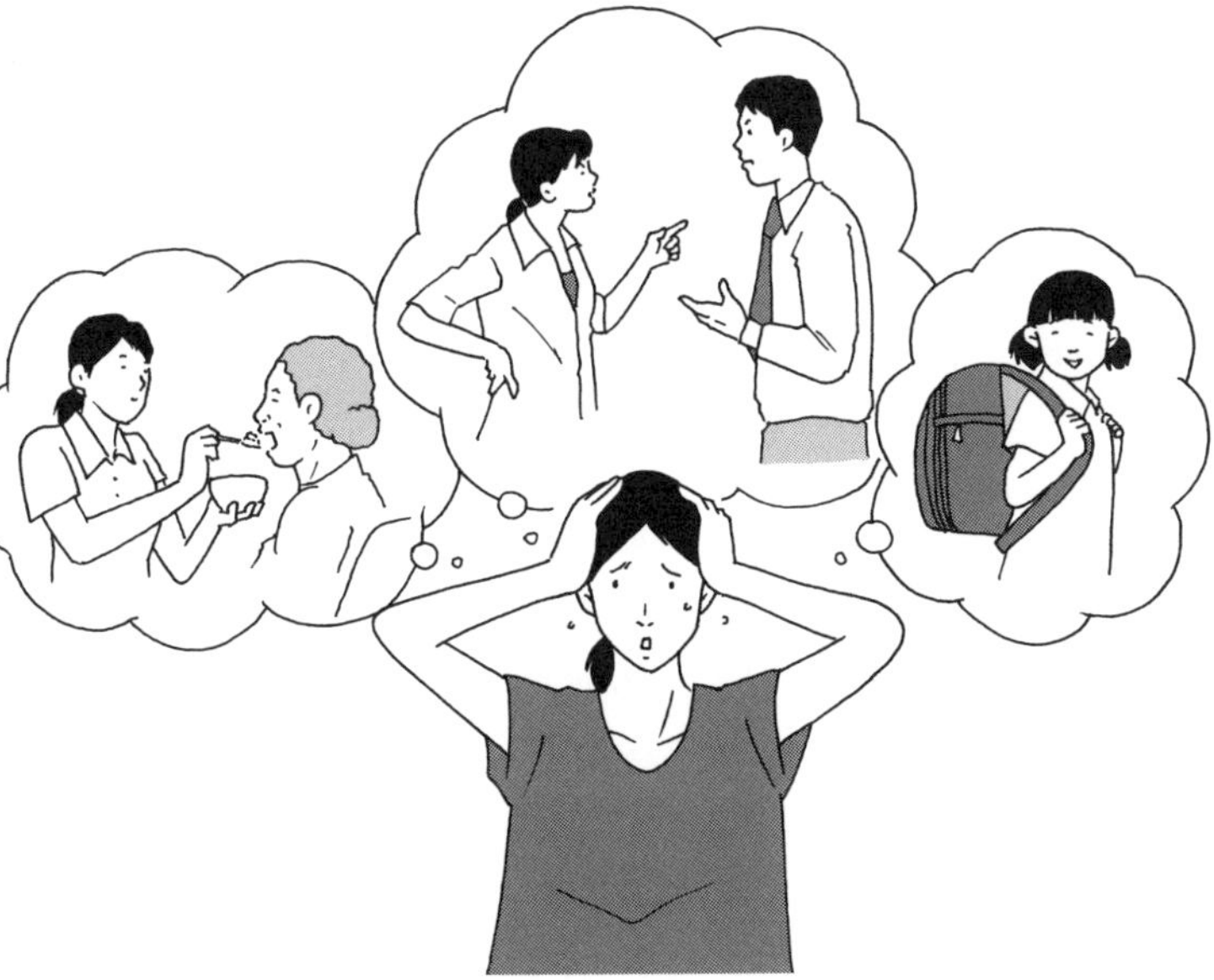

心身の緊張は血糖値に悪影響をおよぼします。

ストレスをそのつど解消できれば良いのですが、ためこんでしまうと心身の緊張状態が続いたままになり、血糖値もなかなか下がりにくくなります。

また、身体的・精神的な疲労も、血糖値コントロールを悪化させます。

たとえば、仕事で残業が続いたり、休みをとらずに働き続けたり、休む暇もなく家事や育児をしていたりと無理をしている状態が長く続くと、自律神経の働きやホルモン分泌が乱れてしまい、血糖値も安定しなくなります。

コルチゾールがインスリンの働きをさらに抑制する

強いストレスを受けると、副腎皮質から糖質コルチコイドの一種、コルチゾールという物質が分泌されます。別名ステロイドホルモンといわれ、血糖値を上げる働きのあるホルモンです。

そんなコルチゾールにとって、血糖値を下げようとするインスリンは邪魔な存在。そのため、インスリンの分泌を抑制してしまうというわけです。

コルチゾールは本来、肝臓に働きかけて体を動かすエネルギーのもと（ブドウ糖）をつくるホルモンです。そのため、ストレスを感じているという自覚がないときでも毎日、誰でも分泌されています。

たとえば、朝、もう少し寝ていたいのにゴミ捨てで起きなければならないといった、ちょっとしたストレスでもです。

ふつうは日常生活を送るうちに分泌は抑えられ、日中は少なくなるものですが、**ストレスを強く受けたり、長いあいだストレスを感じたまま生活を送るとコルチゾールはずっと高い**

コルチゾールを分泌する副腎皮質

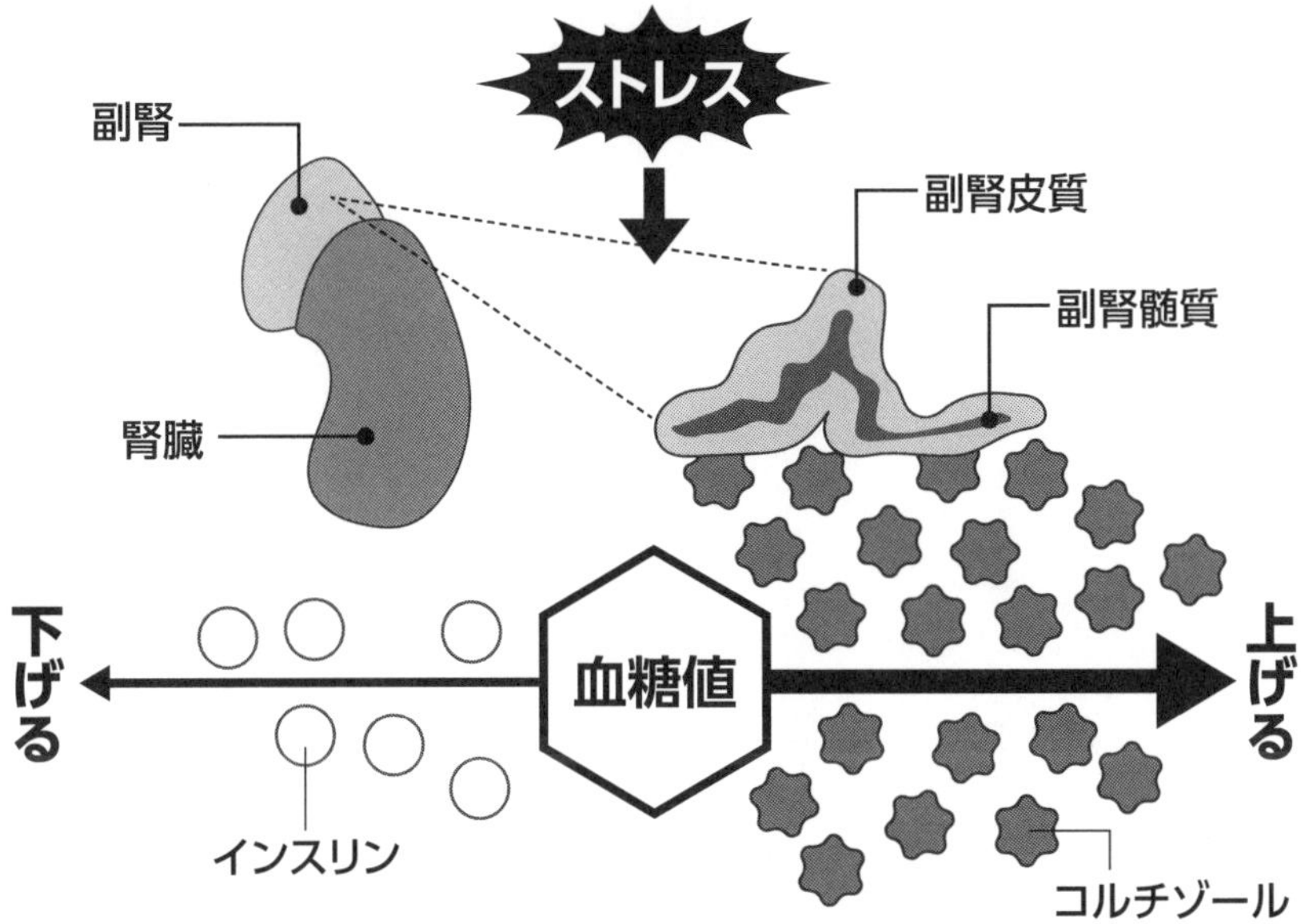
ストレス
副腎
副腎皮質
副腎髄質
腎臓
下げる
血糖値
上げる
インスリン
コルチゾール

副腎皮質から分泌されるコルチゾールは、インスリンの働きを抑制し、血糖値を上昇させます。

ままになってしまいます。

そうなると肝臓で増えたブドウ糖を処理できなくなり、血液中に流れてしまい、高血糖を引き起こしてしまいます。

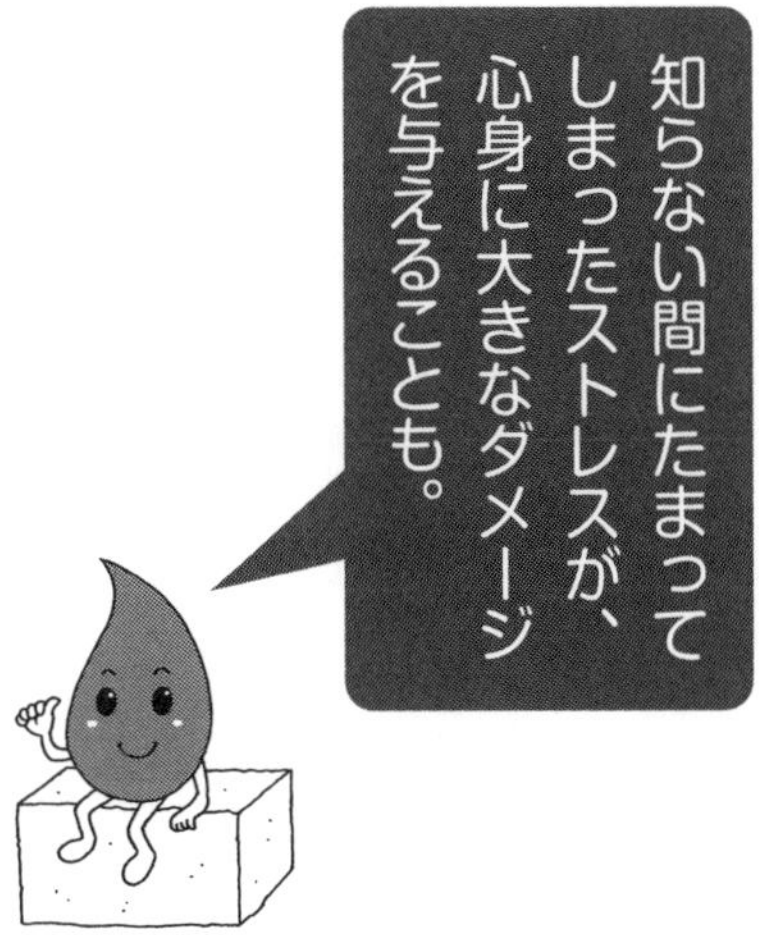
知らない間にたまってしまったストレスが、心身に大きなダメージを与えることも。

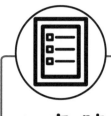

膀胱炎がよく起こる人は高血糖の可能性がある

膀胱炎と診断されたら血糖値も測ってみる

糖尿病の人は感染症にかかりやすい

糖尿病を抱えていると血糖値が高くなるので、白血球や免疫に関わる細胞の機能が低下します。それによって病原菌と十分に戦えなくなるため、感染症にかかりやすいといわれています。

とくに、糖尿病になると皮膚が乾燥する場合があり、かゆみや、かさつきなどの皮膚トラブルがよく見受けられます。女性に多いのはデリケートゾーンのかゆみ（陰《いん》部《ぶ》掻痒《そうよう》）です。デリケートゾーンのかゆみの原因は、膣カンジダという真菌性の感染症です。カンジダ菌は健康な女性でも膣内にもっている常在菌ですが、免疫力が落ちると増殖し、外陰部のかゆみやおりものなどの症状を引き起こします。治療を受けてもなかなか改善されなかったり、**再発をくり返す場合は、糖尿病の可能性があります。**

高血糖な人は免疫力が低下し膀胱炎に

感染症とまさに同様の理由で、膀胱炎をくり返す場合は糖尿病の恐れがあります。

膀胱炎は細菌やウイルスが膀胱内に侵入して増殖し、炎症を起こす病気です。頻尿、排尿時の痛み、残尿感、尿がにごるといった症状が現れます。

高血糖の状態が続くと、白血球などの働きを邪魔してしまい、膀胱炎になってしまいます。

糖尿病の患者さんの尿には、病名をみても明らかなように糖が多く含まれています。それを栄養分として細菌がさらに繁殖し、膀胱炎をくり返すことになります。

糖尿病は代謝疾患、膀胱炎は感染症とまったく異なる病気ですが、糖尿病になると膀胱炎になりやすいですし、反対に膀胱炎が見つかったら糖尿病が隠れていないかを確認する必要があります。

また、糖尿病による神経障害が起きてしまうと、内臓の機能や血圧の調節がうまく働かなくなります。膀胱の収縮する力が低下し、残尿感が常に残ったり、もしくは尿意を感じなくなったりします。

さらに血圧が低くなりすぎると尿が出にくくなり、血圧が高くなりすぎると腎臓に負担がかかることで尿をつくる量が減り、尿意を感じにくくなります。

どちらにしても、膀胱内に尿がたまる時間が長くなることで細菌が繁殖しやすくなり、膀胱炎にかかりやすくなります。

膀胱炎を放置すると重篤な病気になるおそれも

膀胱炎を放置すると、腎盂腎炎《じんうじんえん》など重篤な病気になったり、何度も膀胱炎をくり返す慢性膀胱炎を発症します。

腎盂腎炎とは、大腸菌などが尿の出口から侵入し、膀胱のさらに先にある腎臓にまで感染した状態の病気です。腎盂腎炎の症状としては高熱がありますが、高齢者の場合は慢性の関節痛で痛み止めを飲んでいたりすると熱が出ないこともあるので注意が必要です。

また、腎臓に炎症が起こるため、**腰の少し上のあたりを軽く叩くと痛みがあります。ただ、**

膀胱炎を放置すると起こる病気

病名	主な症状
腎盂腎炎	排尿時に痛む、頻尿、残尿感、尿のにごり、高熱、倦怠感、腰や背中の痛み　など
慢性膀胱炎	下腹部の不快感、排尿時の痛み、頻尿、残尿感、尿のにごり、微熱　など

気になる症状があったら受診しましょう。

糖尿病があると痛みを感じにくくなるため、痛みがないからといって油断は禁物です。

慢性膀胱炎は排尿時に痛みを感じたり、トイレに行く回数が増えたりといった、いわゆる膀胱炎の症状が出にくいので膀胱炎であることを自覚しづらいのがやっかいです。とくに、すでに糖尿病にかかっていると症状を感じづらくなります。

もし、気になる症状があったら、まずは婦人科もしくは泌尿器科を受診し、治療を受けても改善されないときは血糖値を調べてもらうようにしましょう。

糖尿病内科がベターですが、泌尿器科や内科でも血糖値の検査をしてくれるところは多いので、最寄りの医療機関に問い合わせてから受診することをおすすめします。

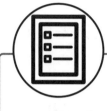

自分を後回しにしがちな女性こそ定期的な健康診断が必要

更年期以降は糖尿病のリスクが一気に高まる

早期発見の第一歩が定期健診

会社などに所属していると、年に1回の定期健診を受ける機会があります。パートやアルバイト雇用でも契約期間や労働時間によって会社の健康診断を受けることができます。しかし、専業主婦や自営業、フリーランスで働いている人は、ついつい検査を怠ってしまいがち。パートやアルバイト雇用では受けられないからという理由で健診から遠のいている女性も多いようです。

自分よりも家族の健康や生活を優先させ、自分のことは後回しにしてしまう人がいます。日々快適に過ごせていると「自分は健康」だと過信し、体のどこかが悪くならない限り、病院へ行くこともないため、「ま、いいか」と、ついつい定期健診をも先延ばしにしてしまう人がいます。

女性が定期健診を受けるのを怠りやすいのは、更年期までしっかりエストロゲンによって高血糖から守られていて、とくに体のどこかが悪いと感じることなく、日々を過ごしていたからです。多少食べすぎても、少々太っても、運動不足でも血糖値や血中脂質が上昇する心配がなく、エストロゲンが健康な体を保ってくれていました。

ところが、更年期以降、閉経を迎えるとエストロゲンはとたんに減ってしまいます。もはや女性の体を守ってくれる存在はいなくなってしまいます。

あるとき骨折して、外科手術を受ける際に血液検査をしたら、血糖値とＨｂＡ１ｃに異常が見つかったというケースもあるようです。

健康診断を受け、血糖値とＨｂＡ１ｃの数値、尿糖値を前回のデータと比較することにより糖尿病を早期発見し、早期治療をすることが十分可能です。

年に１回、ぜひ定期健診を受けることを習慣化しましょう。

健康のために知っておきたい話②

大きな赤ちゃんを産むと糖尿病のリスクが上がる

妊娠糖尿病と診断されなくても、出産した赤ちゃんの体重が平均体重3000gよりも多く、3500g以上あった場合、出産当時、血糖値が高めだった可能性があります。

というのも、妊婦の血糖値が高めだと、赤ちゃんは大きくなる傾向にあるといわれているからです。出産後は血糖値が下がり、しばらくは安定しますが、何かのきっかけでふたたび血糖値が高くなる可能性もあります。

妊娠糖尿病と診断された人、そして大きめの赤ちゃんを出産した経験のある女性は、ほかの人に比べて糖尿病になりやすい体質だと認識しておいたほうがいいでしょう。

ちなみに、妊娠糖尿病を経験した人は、その後、糖尿病になる確率はそうでなかった人の約7倍だといわれています。

part3

暮らしを見直して血糖値とHbA1cを改善

血糖値・HbA1cは おもに食生活で変化する

食事療法で血糖値もHbA1cもコントロールできる

食事を制限すれば、血糖値を正常に近づけることも可能

ここからは、高くなった血糖値への対策を紹介します。医師の指導のもとで血糖値を正常の範囲内に戻す方法として、①食事療法、②薬物療法などがあります。自分でもできるのは、①の食事療法です。

ふだんの食事のなかで糖質の摂取量を減らせば、血糖値は下がります。食事療法で実践したいのは**糖質を普段より減らすことです**。だからといって「とにかく甘いものは食べない」「糖質オフにする」と安易に考えず、わからないことは医師や管理栄養士に相談しましょう。

食事制限をする際のフロー

食事の摂取状況、栄養状態、血糖値、 体の健康状態などの現状を把握する
↓
1日のカロリー摂取量の目標を設定する
↓
設定した目標を守って食事を実践する

いきなり「ご飯抜き」などをするのはやめましょう。

次の手順にしたがって実践するのがおすすめです。

① 日常の食事の摂取状況、栄養状態、血糖値、体の健康状態（どこか具合の悪いところはないかなど）、合併症を持っていないか、食事の好み（甘党、辛党など）を確認する。

② 1日のカロリー摂取量の目標を設定する。栄養バランスやエネルギー量の配分、食生活の見直しなどを図る。

③ ②で決めた配分を守った食事を実践する。

暴飲暴食をしていた高血糖の人の約8割が食事療法を実践したことによって血糖値のコントロールが改善されたというデータもあります。

暴飲暴食や栄養の偏った食事を続けていると、どうしてもすい臓に負担がかかります。

すい臓は血糖値の上昇を察知すると、インスリンを分泌し、血液内のブドウ糖を細胞に運んでエネルギーとして使います。その結果、血糖値は下がるのです。暴飲暴食や不摂生が続くとすい臓が疲れてしまい、インスリンを分泌できなくなってしまいます。

たんぱく質、ビタミンB_1を積極的に摂取する

食事療法の目的は、血糖や血中の脂質、血圧を正常に近づけて糖尿病などの発症や進展を抑えること、それと、健康な人と同じように生活するために、適正エネルギーを確保するための栄養を摂取することです。

食事療法として効果的なのは糖質を摂りすぎないこと。といっても、完全にごはんやパンなど糖質の多い食品を食べないということではなく、摂取量を減らすのがポイントになってきます。

その代わりに増やしたいのが肉や魚、大豆食品、卵などのたんぱく質です。とくに高齢の女性はたんぱく質を積極的に摂ることが大事です。

また、糖質が体にたまりやすい人というのは、**ビタミンB_1が不足していることが多いです。**

糖質は摂取すると小腸でブドウ糖に分解されて血管に吸収され、ビタミンB_1が血液中のブドウ糖をエネルギーに変換します。

消費できなかったブドウ糖が血液中にたまると、血糖値は下がらないどころか、脂肪やコレステロールを増やすことにもなってしまいます。増えた脂肪は糖尿病の発症につながっていくという悪循環につながってしまいます。

しかし、ビタミンB_1は糖質を過剰摂取すると、すぐになくなってしまいます。**なるべく意識してビタミンB_1を多く含む豚肉や大豆、空豆などを摂取したいものです**。

なお、食事療法により、糖質をできる限り押さえた食生活を続けると、ＨｂＡ１ｃの値も下がります。食事療法を続ける間、ＨｂＡ１ｃは重要な指針となります。この数値を随時、確認することも大切です。

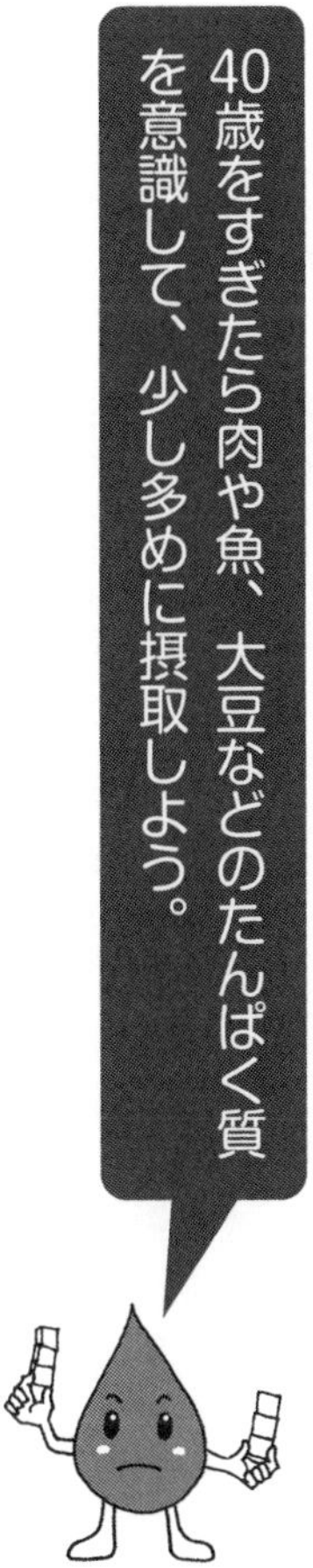
40歳をすぎたら肉や魚、大豆などのたんぱく質を意識して、少し多めに摂取しよう。

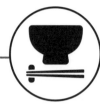

食べる順番で血糖値の上昇を抑える

野菜、肉・魚、ごはんの順番で食べることを習慣化する

食物繊維で糖の吸収スピードを遅らせる

糖尿病にならないためには食事に気をつかうことが何より大切ですが、食事の際に気をつけたいのが食べる順番です。野菜などの副菜から食べ始め、肉や魚などの主菜、そして最後にごはんなどの炭水化物を食べるようにしましょう。

それだけで血糖値の上昇を抑えられます。

空腹時にごはんやめん類、パンなどの炭水化物を食べるとしましょう。胃と小腸には何も入っていないので、小腸からダイレクトに糖が吸収されてしまいます。その結果、ブドウ糖を一気に血液中に送り出すことになるので、血糖値がすごい勢いで上がってしまいます。

食物繊維の多い食材（野菜）

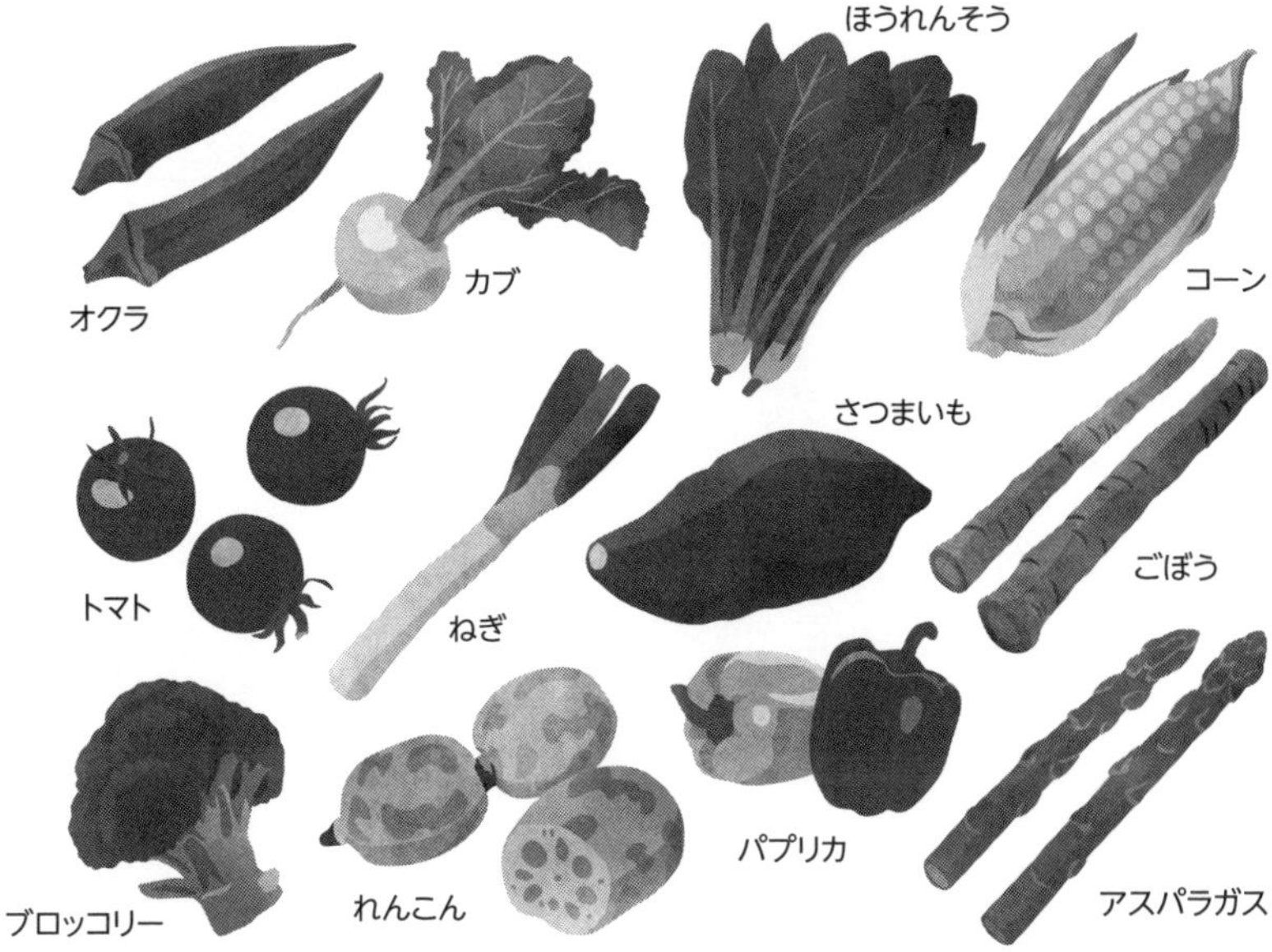

オクラ
カブ
ほうれんそう
コーン
トマト
ねぎ
さつまいも
ごぼう
ブロッコリー
れんこん
パプリカ
アスパラガス

食物繊維を先に摂りましょう。

ではなぜ、最初に野菜を食べるのがいいのでしょうか？　それは野菜には食物繊維が多く含まれているからです。

食物繊維を先に摂取しておくと、糖質が体内に入ってきたときにフィルターのような役割を果たし、小腸での糖の吸収のスピードを遅らせてくれます。その働きが食後、血糖値が急上昇するのを抑えてくれるわけです。

さらに食物繊維は胃のなかで水分を含んでふくらむため、空腹状態が比較的早く満たされます。脂肪分の多いおかずの摂取量がおのずと減り、カロリーを抑えることにもつながるわけです。また、腸内を掃除して便秘解消にも一役買ってくれます。食物繊維がダイエットに効果的といわれるゆえんです。

ドレッシングに注意する

ノンオイルドレッシングであれば、たくさんかけても悪影響はないと思ってたくさんかけて食べる人もいますが、ノンオイルドレッシングにも糖質が多く含まれているものがあるので注意が必要です。

脂質を減らすと味が落ちるため、糖質を多く含んでいることが多いからです。ドレッシングをかけるとしても、できれば少量にとどめたいところです。

野菜をしっかり摂取した後に食べたいのが、肉や魚などの主菜、すなわちたんぱく質です。たんぱく質は糖質に比べて血糖値の上昇がゆるやかですし、血液中への糖の送りだしを遅らせることもできます。よく噛んでゆっくり食べましょう。

野菜、タンパク質を食べれば、脳の満腹中枢が刺激されるので、ごはんのような炭水化物

野菜ファーストのメカニズム

野菜などの副菜を摂る

↓

野菜に含まれる食物繊維が小腸にたまる

↓

炭水化物を摂取したときに、ブドウ糖の吸収が穏やかになる

↓

血糖値の上昇が抑えられる

順番を変えるだけなら取り組みやすく、 続けやすいでしょう。

を食べすぎることはありません。ご飯が進みがちな、おかずもほとんど食べ終わっているので自然にごはんの量も減らせます。

なお、洋食の際、よくマカロニサラダが付け合わせになっていたりしますが、マカロニはパスタの一種で炭水化物、野菜ではないのでごはんなどと一緒に最後に食べるようにしましょう。

味噌汁やスープがあるときは水分が満腹効果を高めるので、少しずつとるようにしましょう。

ただし、ごはんと一緒に食べるのは禁物です。味噌汁やスープには味がついているため、ついついごはんが進んでしまい、食べすぎてしまう恐れがあるからです。

食事の頻度を減らすと血糖値は急上昇してしまう

朝食抜き、腹ぺこでのドカ食いで糖尿病のリスク増大

食事の回数を減らすとすい臓に負担がかかる

「朝起きた直後は食欲がない」「朝は忙しくて食事をする時間がとれない」といった理由で朝食をとらない人がいます。また、仕事が忙しくて食事をする余裕がなかったといって昼食まで抜いてしまう人もいます。

もしくは「太っているから1食分抜けば、摂取カロリーを減らせる」といってあえて1食分の食事を抜いている人もいます。

しかし、こうした行為は完全に逆効果です。食事の回数を減らすと、結果的にインスリンを分泌するすい臓を酷使することになってしまいます。

食事のタイミングと血糖値の上昇の関係

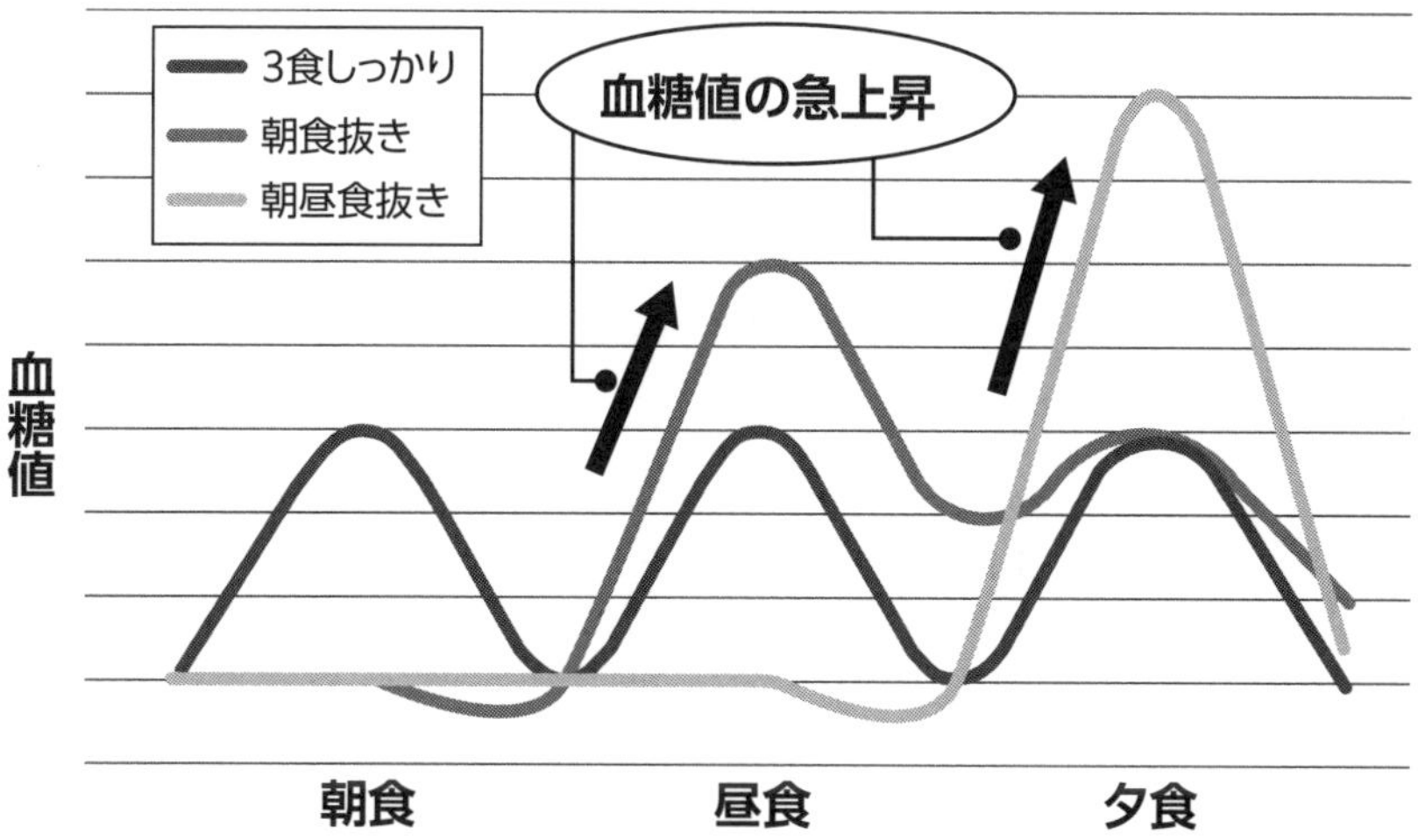

血糖値は食後1時間で下がりはじめて、 2~3時間後には元に戻ります。
夕食は午後9時までに食べ終えているのが望ましいでしょう。
午後9時を境に基礎代謝が低下して、 血糖値が下がりにくくなるためです。

朝食や昼食を抜くと、長時間空腹の状態が続くことになります。空腹が続くと体のなかでは次のようなことが起こります。

肝臓のグリコーゲンが減り、血液中の血糖値が下がって低血糖になります。

この低血糖を脳が察知し、生命の危険を感じて「何か食べたい」という信号を体に送ります。その信号を受けた体は、栄養をたっぷり吸収しようという態勢になります。

昼食を抜いたことがある人は経験があると思いますが、夕食に大盛りのごはんや揚げ物など炭水化物や脂質たっぷりのものを食べたくなりがちです。たっぷり夕食を食べたにもかかわらず、「1食抜いているからスイーツを食べても大丈夫」といってデザートまで食べてしまうこともあります。

というのも、1食抜くと体が必要以上にエネルギーを欲してしまうからです。とくに朝食を抜いている人は、前日の夕食からその日の昼食まで約16時間以上も絶食していることになります。

体はエネルギーを欲して急速に栄養を吸収しようと待ちかまえているので、食事をしたとたん、血糖値は急上昇します。当然、すい臓への負担も大きくなるわけです。

そういう意味で、1日3食は基本中の基本なのです。

急にたくさん食べるとブドウ糖が血液中に停滞する

急にたくさんの量を食べるのもよくありませんが、早食いもよくありません。よくかまないで食べると脳に満腹感が伝わらないのでつい食べすぎてしまうからです。

お腹が空いているからといって早食いをしてしまうと、糖分を摂取したという感覚が脳に伝わるよりも先に、胃のなかに食べ物が届きます。糖分を摂取したという信号が脳に送られないので空腹を感じたまま次々と食べてしまうことに。その結果、食後、血液中の糖分が急激に増え、血糖値が急上昇します。

では、急にたくさん食べると血糖値が上がってしまうのはなぜでしょうか。

小腸で消化吸収されたブドウ糖が急激に大量に血液中に入り、肝臓で処理されなくなってしまって血液中にブドウ糖が残留してしまうからです。

すい臓は次々送り込まれてくる糖分を抑えようとフル稼働するのですが、こうした食生活を続けているとすい臓はすっかり疲れ果ててしまい、ますますブドウ糖の処理ができなくなってしまいます。

朝の光を浴びてちゃんと朝食を摂るとすい臓や肝臓、筋肉などの働きが活性化し、基礎代謝量が上昇、食後の血糖値の上昇もおさえられます。さらに、日中のエネルギー消費量も増えて体重増加も抑えられるといわれています。

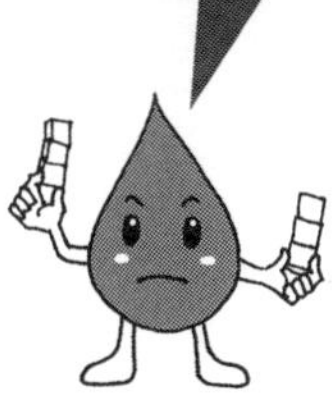

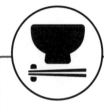

自分の適正エネルギー1日の摂取カロリーを把握して1日の摂取カロリーを守る

オーバーウエイトは食事と運動カロリーで調整していく

まずは身長、体重から自分の肥満度と適正エネルギーを把握する

健康診断や人間ドックで身体計測として身長と体重を測るのは、ただ単純に肥満かどうかを確認するだけでなく、肥満が密接にかかわっている高血圧、糖尿病などの可能性が潜んでいないかを把握するためでもあります。

身長と体重がわかれば、ＢＭＩ（肥満度）値を算出でき、太っているかどうかがわかります。日本肥満学会ではＢＭＩが22を適正体重（標準体重）として統計的にもっとも病気になりにくいとされています。18・５未満は痩せ型、25以上は肥満と分類されます。

自身の身長から標準体重（身長(m)×身長(m)×22）もわかります。自分は太っているのか、そ

1日の適正エネルギーの例

年齢	身長	標準体重	活動量	適正エネルギー
51歳	150cm	49.5kg	低い (係数31.1)	1539Kcal

自分の身長から、必要なエネルギーがわかります。

れとも標準体型なのか、基準値よりも痩せているのかを、具体的な数値をもとに客観的に把握できます。

標準体重がつかめたら、その適正な体重で日々を過ごすための適正エネルギーも計算しておきましょう。

自分にとって1日に必要なエネルギーがどれくらいなのかは、標準体重に自身の活動量を示す係数をかけ合わせたもので算出できます。係数は次のページの表を参照しましょう。

摂取カロリーと運動量で適正エネルギーをめざす

自身の体重を標準体重に近づけるためにはどうすればいいか。答えはかんたん、食事と運動量によってカロリーを調整すればいいのです。

食事の面では、食材や調味料、料理別のカロリー一覧などの参考になるサイトをインターネットで探してチェックしましょう。スマホアプリをダウンロードすればすぐに確認できます。3食合わせて食事の

該当する係数×標準体重＝１日に必要なエネルギー

身体活動レベル	Ⅰ（低い）	Ⅱ（普通）	Ⅲ（高い）
18〜29歳	33.2kcal	38.7kcal	44.2kcal
30〜49歳	32.9kcal	38.4kcal	43.9kcal
50〜64歳	31.1kcal	36.2kcal	41.4kcal
65〜74歳	30.0kcal	35.2kcal	40.4kcal
75歳以上	29.0kcal	34.2kcal	—

Ⅰ（低い）はデスクワークなど座っていることが多く、運動量が低い人
Ⅱ（普通）は座っていることが多いものの、軽い運動や散歩などをする人
Ⅲ（高い）は1日中立っているか、活発な運動習慣を持っている人

カロリー総量が、１日の適正エネルギーに近づくよう心がけましょう。

気をつけたいのは脂質と塩分を摂りすぎないことです。揚げ物は控えるとか、サラダや揚げ物にマヨネーズやソーズをかけすぎないといったことを意識するだけで、ずいぶん違ってきます。

夕飯といっしょにお酒を飲む人も多いかと思いますが、お酒によってカロリーにも幅があるので、なるべくカロリーの低いお酒を選ぶか、もしくは飲みすぎないことも大切です。ちなみにカロリーが高いのは日本酒と果実酒です。

友だちとのランチで食べすぎてしまった、

お酒100mLあたりのカロリー一覧

お酒(100mL)	カロリー
日本酒(吟醸酒)	104Kcal
果実酒	151Kcal
酎ハイ	60Kcal
発泡酒	30Kcal
ビール	40Kcal
ウイスキー	234Kcal

ウイスキーは一見すると高カロリーですが、 水や炭酸で割れば低カロリーに抑えられます。

飲みすぎてしまったということもあるかと思います。そんなときは、翌日の食事で調整しましょう。

ただし、カロリーは控えめでありつつも、野菜とたんぱく質はしっかり摂りましょう。

カロリー調整は食事だけでなく、運動も組み合わせると効果的です。

たとえば、体重50kgの人が早歩きを1時間したら、約226キロカロリーの消費になるといわれています。ふつうに歩く散歩だと147キロカロリーの消費なので、いつもよりやや早めに歩く散歩をするだけで、ずいぶんカロリーを消費できそうです。

GI値を考えて献立をくふうする

食後血糖値を急激に上げないためにGI値の低い食材を選択

GI値とは炭水化物が糖に変わるまでのスピード

食後血糖値が急激に上がると、すい臓が疲弊し、糖尿病を引き起こす原因になります、食材によっては食後血糖値を急速に大きく上げるものと、ゆるやかに上げるものがあります。それを把握しておくだけで、食事の中身もずいぶん違ってきます。

その目安となるのがGI（グリセミック・インデックス）値です。

GI値とは、炭水化物が分解され、ブドウ糖に変わるまでのスピードをあらわしたものです。ブドウ糖を100として血糖値の上げやすさ、時間的速度を数値化しています。GI値が70以上の食品を高GI食品、56～69の間の食品を中GI食品、55以下のものを低GI食品

GI区分ごとの代表的な食品例

GI値	食品
高GI値(70以上)	白米、食パン、コーンフレーク
中GI値(56-69)	うどん、そば、小麦粉、パン粉
低GI値(55以下)	オールブランシリアル、玄米、ライ麦パンなど

いつも食べる主食は、 低GI食品を選ぶといいでしょう。

としています。

低GI食品のほうが血糖値の上昇を抑えられる食品とされています。反対に、高GI食品は血糖値を急速に上げることになります。

たとえば、炭水化物では白米やパンは高GI食品、パスタやうどんは中GI食品、そしてそばや春雨、小麦全粒粉パン、玄米は低GI食品です。

野菜でもレタスなどの葉ものやキノコ類、大根、かぶ、ピーマン、ブロッコリーなどは低GI食品ですが、さつまいもは中GI食品ですし、にんじん、かぼちゃ、じゃがいもは高GI食品です。

ただし、調理法によってもGI値は変化しますので、あくまでも目安としてとらえてください。

低GI食品でも高カロリーな食品がある

炭水化物だけみても、GI値にはかなり開きがあります。カロリーが高く、一般的にはダイエットのときには避けたほうがいいとされているバターや牛乳はGI値が低く、バターは30、牛乳は25となっています。反対にナッツ類は低GI食品ではありますが、高カロリーです。

低GI値の食品がいくら血糖値の上昇を抑えられるとわかっていても、高GI食品を摂らずに生きていくことは難しいと思います。

高GI値の食品をとるときは食物繊維を多く含む食品と合わせたり、乳製品など低GI食品もあわせたりすると血糖値を抑えられます。

GI値を把握して、食品の組み合わせを考えましょう。そうすれば無理なく、血糖値の上昇を抑えることができます。

食事の工夫の例

炭水化物のなかでも低GI食品に入っているのがおそば。山菜そばやわかめそばにすればさらにGI低めですが、それだけではものたりないという方はきつねそばに。油揚げの原料である大豆もGI値が低いので安心です。

朝食はパン派という方はライ麦パンや全粒粉を使用したパンがおすすめ。ごはん派は玄米か精白米に雑穀を混ぜるか、もし精白米だけであれば、納豆や海苔など低GIの食品との食べ合わせがおすすめです。

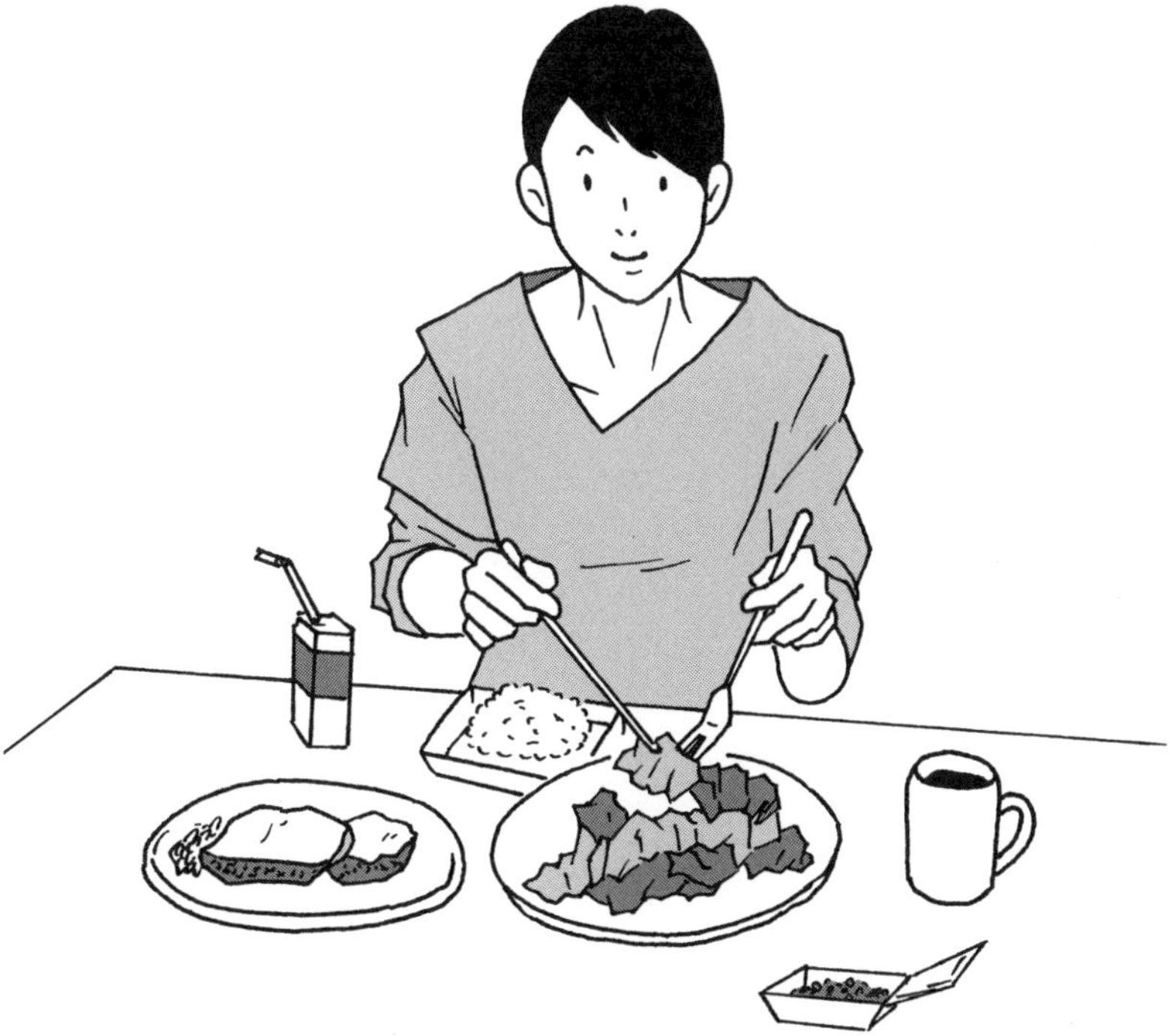

居酒屋などでは最初に枝豆や酢の物などを食べてから、サラダなど野菜類を注文し、炭水化物ではなく、魚などたんぱく質を多く含む食品を注文します。

外食でハンバーガーやフライドポテトなどカロリーのGI値も高そうなものを食べる際は、ドリンクをミルクにするなどして乳製品を添えましょう。乳製品との食べ合わせはGI値を抑える効果が期待できます。

調理のしかたによって効能が変わってくる

その野菜の栄養価を高める調理方法をそのつど選ぶ

緑黄色野菜は脂溶性のビタミンAとDが多いので炒めものに

野菜はビタミンが豊富で、しかも食物繊維も多いため、食後血糖値の上昇を抑えてくれる優秀な食材です。

食べ方としてはそのまま生で食べるほか、温野菜にする、煮る、炒める、酢の物にするなどいろいろあります。

非常に強い抗酸化作用のあるビタミンCが豊富で、血管や皮膚の老化防止にもなるキャベツ。生で食べるのが王道ですが、「かさが多くなるので食べられない」という場合は、温野菜にすると容量が減ります。

野菜ごとの効果的な調理方法

食材	調理方法
ほうれん草、にんじん、ニラ、トマト	炒める
トマト	加熱する
大根、ごぼう、レンコン	煮る

食材に適した調理方法をしましょう。

サラダで食べる場合は、酢とオリーブオイル、コショウを使って簡単なドレッシングを作ってみるのもおすすめです。

ほうれん草、にんじん、ニラ、トマトなどの**緑黄色野菜は、脂溶性のビタミンA、ビタミンDを多く含むので炒めものが適しています。**

ビタミンAは抗酸化作用があり、血管障害を防止する働きを備えています。ビタミンDはインスリンを分泌するすい臓のβ細胞に働きかけて、インスリンの分泌を促進させる作用があります。

トマトに含まれるリコピンにも活性酸素を除去する抗酸化作用の働きがあります。このリコピンは加熱すると吸収が高まるといわれています。トマトソースやスープなど、加熱調理で食べるといいでしょう。

大根やごぼうなどの根菜類は、水溶性食物繊維を含むので温野菜に向いています。とくに大根はベーコンや鶏肉といっしょに煮て食べるのもおいしくて栄養もあります。

ただし、野菜を煮物にする際、気をつけたいのは調味料。使い方しだいでは高カロリーとなってしまいます。塩分とカロリーが高い味つけにしないよう注意が必要です。

肉は蒸すか茹でるが最適

長い間、血糖値の高い人は、お肉は食べないほうがいいといわれてきましたが、今はその考えに変化が訪れています。

食物で血糖値を高くしているのはたんぱく質でも脂質でもありません。糖質です。ただ、肉はカロリーが総じて高いので、食べすぎてカロリーオーバーにならないよう気をつけなければいけません。

血糖値を上げないようにしつつ、カロリーも上げないようにして肉を食べるのにはいくつかコツがあります。

まず食べて良いお肉を選ぶことがポイント。**豚ヒレ、豚もも、鶏のささみ、胸肉**にしまし

鍋で肉と野菜を一緒に食べる

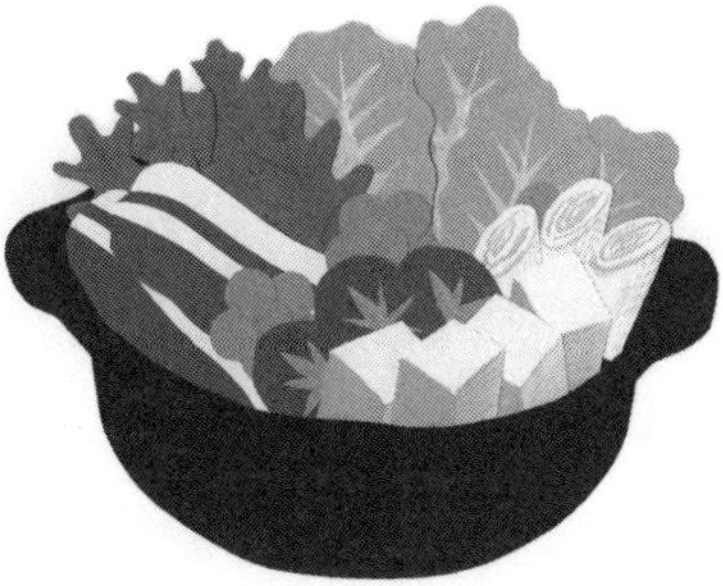

大切なのは肉だけでなく野菜を一緒に食べること。 肉が100gだとしたら、 野菜はその1.5倍、 150gが目安です。

ょう。食べる量は1度の食事につき、１００ｇまで。といっても、１００ｇずつ食べるからといって1日3回、肉を１００ｇずつ食べるというのは決してよくありません。毎食は控えてください。

蒸す、茹《ゆ》でるなどして肉の脂肪を落として食べるのもおすすめです。最適はしゃぶしゃぶです。ごまだれよりもカロリーの低いポン酢がいいでしょう。

焼肉も「食べるな」とはいいませんが、たれの糖分が気になるので、塩コショウかそれにレモンを足したり、しょうゆベースのだしに大根おろしを入れるなど、自分で作ったたれにつけて食べるようにしましょう。

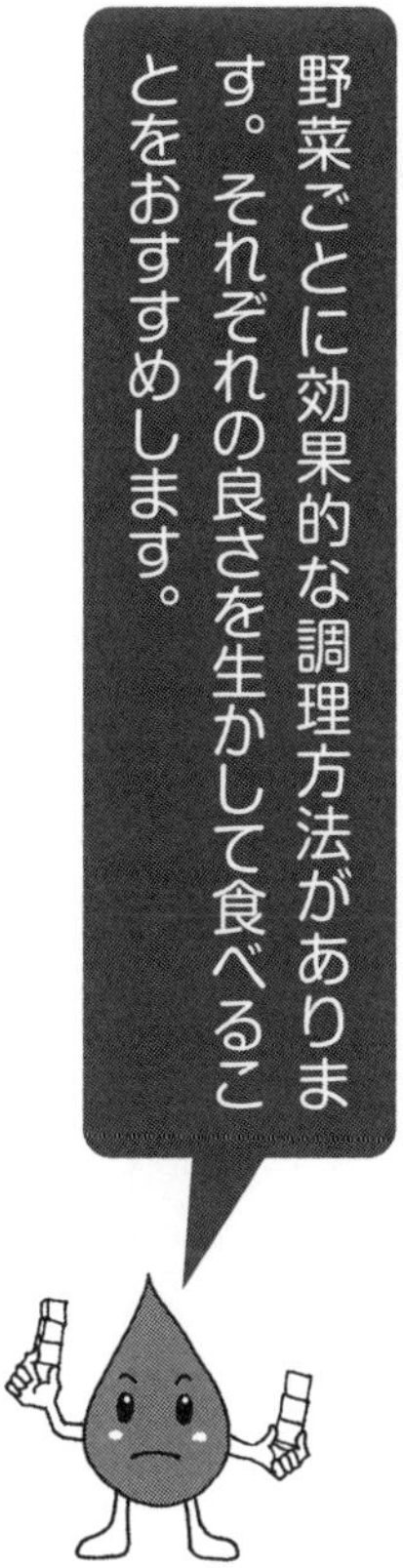
野菜ごとに効果的な調理方法があります。それぞれの良さを生かして食べることをおすすめします。

血糖値を改善する調味料をひとくわえ

ひとさじのスパイスに、脂肪燃焼や糖代謝促進の効果あり

酢で血糖値上昇をゆるやかに

高血糖の予防策として食塩の摂取量を減らすという手が一般的ですが、大さじ1杯のお酢を使うのがおすすめです。食材をやわらかくしたり、臭みをとったりと幅広く活用できるのも、お酢の大きな魅力です。

お酢の主成分である酢酸は、血糖値の上昇をゆるやかにしてくれます。しかも、血液をさらさらにしてくれる効果もあります。**食事にお酢を取り入れることで、食後血糖値の上昇を抑える働きも期待できます。**

酢に含まれる酢酸には血圧の上昇を抑える働きもあります。実際、高血圧の人がお酢を大

さじ1杯（15mL）ずつ摂取し続けたら血圧が下がり、摂取をやめたら効果がなくなったという研究結果もあるのです。

酢酸には内臓脂肪を減らす効果があるという実験結果も報告されています。同量の、毎日大さじ1杯のお酢を12週間摂り続けたところ、内臓脂肪の数値が5パーセント下がったとのことです。それ以外にも抗酸化作用、カルシウムの吸収なども期待できると言われています。

お酢の良い効果を引き出すためには、**食事の最初にとるといいでしょう**、きゅうりとわかめの酢の物やピクルス、あるいはお酢を加えたお水などを先に摂ってから、食事を摂るようにしたいところです。

もし、お酢が苦手という方は牛乳に加えて飲んだり、加熱料理に使ったりすると酸味が抑えられ、摂取しやすくなります。

日本人の塩分摂取量は減少傾向にあるものの、欧米と比べてまだまだ多いのが現状です。1日あたりの平均で男性が11g、女性が9・3g（厚生労働省・平成30年『国民健康・栄養調査』）となっています。

塩分量が多いとされているアメリカでも平均8〜10g、ヨーロッパにいたっては平均5〜

6gといわれているので、日本人は想像以上に塩分をとりすぎていることがわかります。しょうゆや味噌汁、焼き魚などの和食は高塩分なものが多いからです。

厚生労働省の「日本人の食事摂取基準2020年版」では、1日の塩分摂取量は男性7・5g未満、女性は5・6g未満を基準としています。カップラーメン1個（約6g）で超えてしまうのでハードルは高めですが、できるだけ目指しましょう。

塩の替わりにスパイスを活用

食塩の基準値を守り、塩分を控えめにするために活用したいのが、スパイスです。

スパイスは味と素材を引き上げるだけでなく、香りが高く、辛味も加わるのでその分、塩分を少なくできます。何より**糖代謝を促進し、血糖値を下げる働きをしてくれる**ものも数多くあります。

身近にあるスパイスのなかでもとくにおすすめしたいのがシナモン、しょうが、にんにく、唐辛子です。

シナモンにはインスリンの分泌量を増やし、効率よく糖代謝を促進する働きがあります。

各スパイスがあたえる効能

スパイス	効能
シナモン	インスリンの分泌を促し、糖代謝を促進
しょうが	体を温めて脂肪燃焼
にんにく	血液をサラサラにして、糖代謝を促進
唐辛子	発汗作用で、脂肪燃焼

いつもの料理にひと加えしましょう。

体を温める効能があるということで昔から漢方薬などにも使われているのが、しょうがです。殺菌や保湿作用のほか、脂肪を効率的に燃やす、細くなった血管を正常に戻すという作用もあります。

にんにくには、アリシンという成分が含まれており、ビタミンB_1と結合してアリチアミンとなって代謝を促進します。血液をサラサラにしたり、動脈硬化を予防する効果もあります。

味噌汁などにひとふりかけて食べる人も多い唐辛子には、辛味成分としてカプサイシンが含まれています。カプサイシンは交感神経を刺激してエネルギー代謝を促し、血行を良くして発汗を促進する作用があります。

過度にとりすぎると体に良くないのですが、適度にとることによって内臓脂肪を燃やすことができます。

1日1食、ごはん抜きという糖質制限は危険！

過度な食事制限はかえって体を傷めることにつながる

ごはんを抜くとかえって健康を害する

少し前にブームになって、今なお痩せたい女性に根強く支持されているダイエット法に「糖質ダイエット」があります。食事の際、主食であるごはんやパン、めん類を完全に抜くことで糖質を抑えるダイエットです。炭水化物を摂らずに肉や野菜を好きなだけ食べられることから、運動が苦手な人のあいだで流行しました。実際に、病院（内科）でも「糖質ダイエットってどうですか？」と聞く人は多いようです。

結論からいえば、このダイエット法は体に良くありません。

糖質は三大栄養素のなかで唯一、血糖値を上昇させてしまう栄養素です。それを食べなけ

糖質の摂取量の目安

時間帯	摂取量の目安
朝	25 ~ 40g
昼	25 ~ 40g
晩	25 ~ 49g

摂りすぎも、 摂らなすぎもよくありません。

各料理に含まれる糖質量

料理の種類	糖質量
茶わん一杯のご飯(150g)	57・15g
パスタ(100g)	73・4g
生うどん(100g)	63・0g
6枚切りの食パン１枚(63g)	30・3g

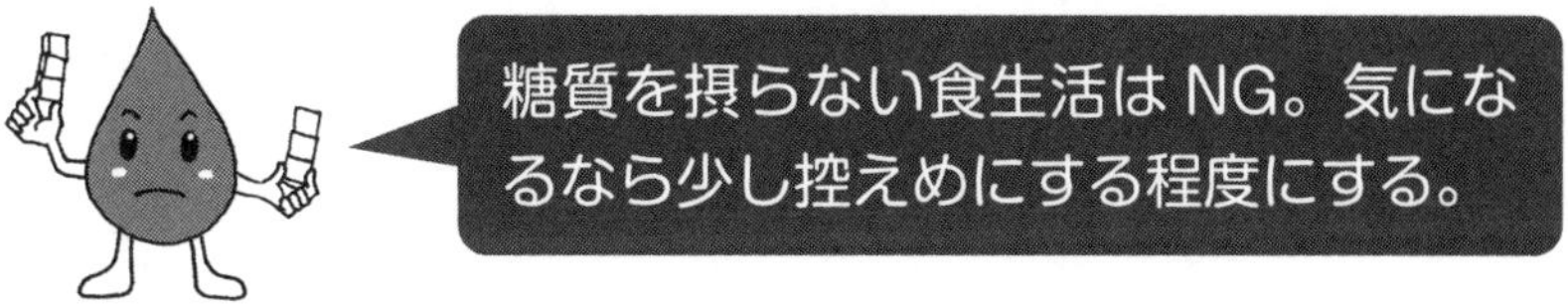
糖質を摂らない食生活はNG。気になるなら少し控えめにする程度にする。

れば、一時的に血糖値は上がりにくくなるといった効果はあります。

しかし、糖質を避けるためにごはんなどの主食を抜くことで、今度は主菜である肉などの摂取量が増えてしまいます。その結果、高脂血症や動脈硬化などの健康トラブルを招きます。

血液をつくる骨髄の機能も低下し、傷ついた血管を修復する物質が減ってしまい、血管が老化し、動脈硬化が進みやすくなるのです。

さらに、アシドーシスという状態になることもあります。疲労感や脱力感が出て、免疫力が低下します。また、糖尿病患者が糖質制限をすると、糖尿病アシドーシスとなり、命に関わるような症状が引き起こされます。

糖質がなぜ人間が生きていくうえで欠かせない栄養素かというと、全身の細胞だけでなく、**脳にとって極めて重要なエネルギー源だからです**。栄養がいかないことで脳の働きが悪くなり、集中力や思考力が低下します。

そのほかにもエネルギーが補給されないので体力が落ち、疲れやすくなります。

上手な糖質制限の方法

それでもどうしても気になって「糖質ダイエット」をしたいという人は、1日に摂っていい糖質量を把握しておくといいでしょう。

糖質量の目安は99ページの表のとおりです。1日だと、70~130gです。

極端な糖質制限をするのではなく、食べ物に含まれている糖質の量を把握して、糖質を摂りすぎないように気をつける、といったぐらいの心がまえで大丈夫です。

お茶碗一杯のごはんを3食ごとに食べただけで、すでに1日分の糖質量をオーバーしてしまいます。ほかのおかずにも糖質は含まれているので、なおさらオーバーです。

ごはんはお茶碗の半分にしたり、とくに糖質の多いおかずが並んでいるときはごはんの量をあらかじめ減らしましょう。

糖質量が少ない食材は大豆、豆腐、納豆、生おから、こんにゃくなどです。逆に糖質量が多いのは白米、玄米、小麦粉、片栗粉などになります。

揚げ物などで小麦粉などを使う際はその分の糖質も意識して、ごはんの量を減らすなどして調整しましょう。

また、糖質を含む食べものと聞くと、甘いものや米やパンなどを思い浮かべる人が多いと思います。もちろん合ってはいますが、じゃがいもなどを原料としているポテトチップスやおせんべいも糖質を含む炭水化物に当たります。むしろこれらの間食をやめる方向で考えるのが、正しい糖質制限といえます。

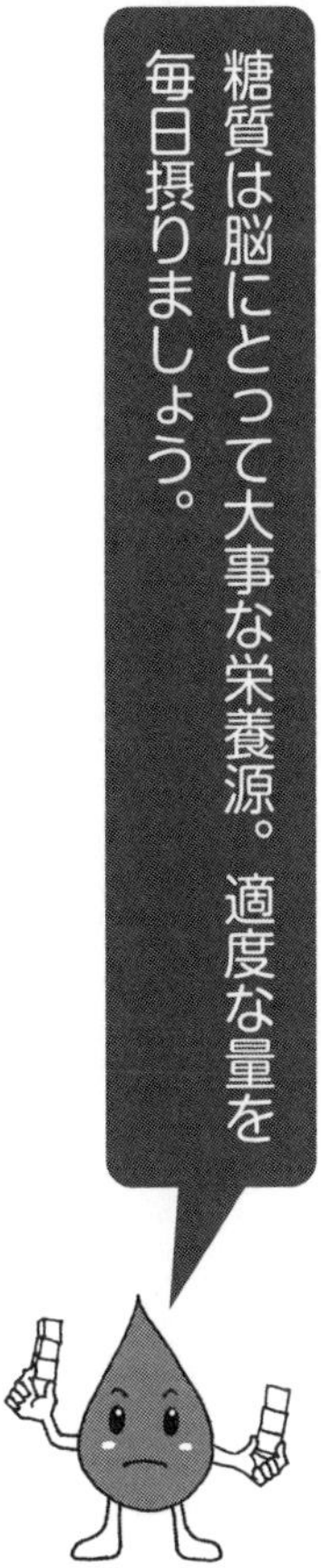
糖質は脳にとって大事な栄養源。適度な量を
毎日摂りましょう。

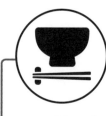

食品交換表を活用して栄養のバランスを保つ

適正な量で栄養バランスの良い献立づくりを実現する

80キロカロリーが1単位

糖尿病の患者さんが、栄養バランスを考えて食事を組み立てる際によく使われるものに『食品交換表』というものがあります。

糖尿病ではない人にとっても有効なものなので、ちゃんと自分の適正エネルギーに沿った食事を実践したいという方はぜひ活用してみましょう。

『食品交換表』では、含まれる栄養素ごとに食品を6つのグループに分けています。また、**80キロカロリーを1単位**として、それぞれの食品単位分の重さ（g）を示しています。

食品交換表には、「交換」という言葉が入っています。同じグループのなかで交換することで栄養バランスが摂れるしくみになっているということです。

たとえば、ごはんとパン類であれば、同じグループなので交換することができます。ただし、ごはんと肉類では含まれている栄養素が異なるため、交換するとたちまち栄養バランスがくずれてしまいます。

つまり、同じグループのなかであれば、それぞれの好みに合わせて交換することができるようになっているわけです。それを組み合わせて83ページの「1日の適正エネルギーの例」をもとに、自身の適正エネルギーに合わせて、カロリーを調整すればいいのです。

それぞれの食品、食材の1単位が示す量は、105ページの表のようになっています。

食事に気をつかうだけでかなり体は改善される

糖尿病の患者さんがまず取り組むのは、食事療法です。裏を返せば、食事に気をつけていれば、高血糖や糖尿病は避けられるということになります。

『食品交換表』でふだんから栄養バランスに気を配っていれば、おのずと体調も良くなっていくはずです。

理想の栄養素の割合は炭水化物が55％、たんぱく質が20％以下、脂質が20～25％が目安です。もし、脂質が25％を超えてしまうようなら、バターや脂質の多い肉、ベーコンなど飽和脂肪酸が含まれている食材の摂取量を減らしましょう。

なお「食事療法＝カロリー制限」と思われがちですが、単に摂取カロリーを制限すればいいというものではありません。

あくまで必要な栄養素を過不足なく摂取することが原則です。そのためにも『食品交換表』を上手に活用したいところ。それぞれのグループ内で食品を交換しながら、食事を楽しみましょう。

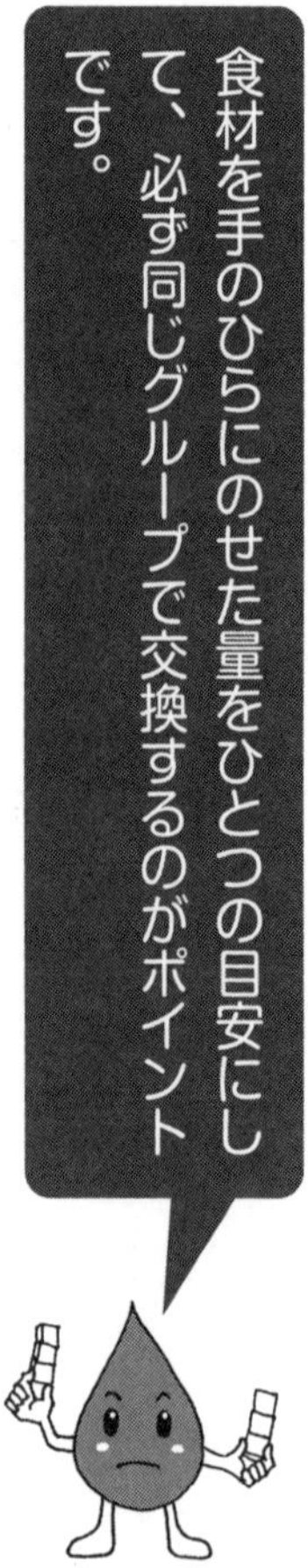
食材を手のひらにのせた量をひとつの目安にして、必ず同じグループで交換するのがポイントです。

食品交換表

種類	説明	食材の１単位が示す量
グループ１ **主食** 炭水化物を多く含む食品	ごはん、パン、めん類、いも類などの炭水化物	ごはん：50g（小さな茶碗の半分）、食パン：30g（２分の１枚）、うどん（ゆで）：80g、じゃがいも：110g（中１玉）、西洋かぼちゃ：90g（小の約８分の１）
グループ２ **くだもの** 炭水化物を多く含む食品	みかん、りんごなどの果物全般	みかん:２個、りんご:２分の１個、バナナ:１本
グループ３ **主菜** タンパク質を多く含む食品	肉類、魚介類、卵、大豆製品、チーズなど	鶏もも肉皮なし:60g、豚もも肉（厚切り）:40g、サケ:60g（３分の２切れ）、サバ:40g、卵:１個、納豆:40wg、豆腐（木綿）:100g、プロセスチーズ:20g
グループ４ **乳製品** タンパク質を多く含む食品	カルシウムが豊富な牛乳やヨーグルトなどの乳製品	牛乳:120mL、 ヨーグルト（全脂無糖）：120g
グループ５ **油脂類** 脂質を多く含む食品	バターや油、肉の脂身、アボカド、ベーコン	植物油:10g、マヨネーズ:10g、ピーナッツ（皮なし）：15g、ベーコン：20g
グループ６ **副菜** ビタミン、ミネラルを多く含む食品	野菜やきのこ、海藻やこんにゃくなど	わかめ（乾燥・素干しを水で戻したもの）、えのき（ゆで）、しいたけ（生、ゆで）、キャベツ（生）、大根（生）、トマト、にんじん（生）、ブロッコリー（ゆで）、ほうれんそう（ゆで） ※海藻、きのこ、こんにゃくなどは制限なし。野菜類は組み合わせで300g
調味料	砂糖、しょうゆ、みそ、市販のカレールー、スパイスなど	砂糖20g（大さじ２杯）、みそ40g（大さじ２杯）、カレールー15g

1日のエネルギー量を適正にして栄養素を分類するために、 6つのグループに分けられています。

日々の記録をつけて血糖値をコントロールする

暮らしのなかで気をつけるべきことは自己管理

高血糖が気になる人は血糖自己測定器を使ってみる

血糖値が高い、糖尿病の疑いがあるといった人が血糖値を改善するためにすべきことは食事療法、運動療法などですが、いずれも自分が主体となって取り組まなければなりません。

そうしたことを実践していると、自分の体の血糖コントロールがうまくいっているかどうかも気になってきます。

すでに糖尿病と診断され、インスリン注射を使用している人は、血糖値の自己測定を行う必要がありますが、インスリン注射を使っていなくても、低血糖を起こしやすい人や体調をくずしがちな人は、血糖自己測定器を活用して自分で血糖値を測定するといいでしょう。

血糖値の自己測定

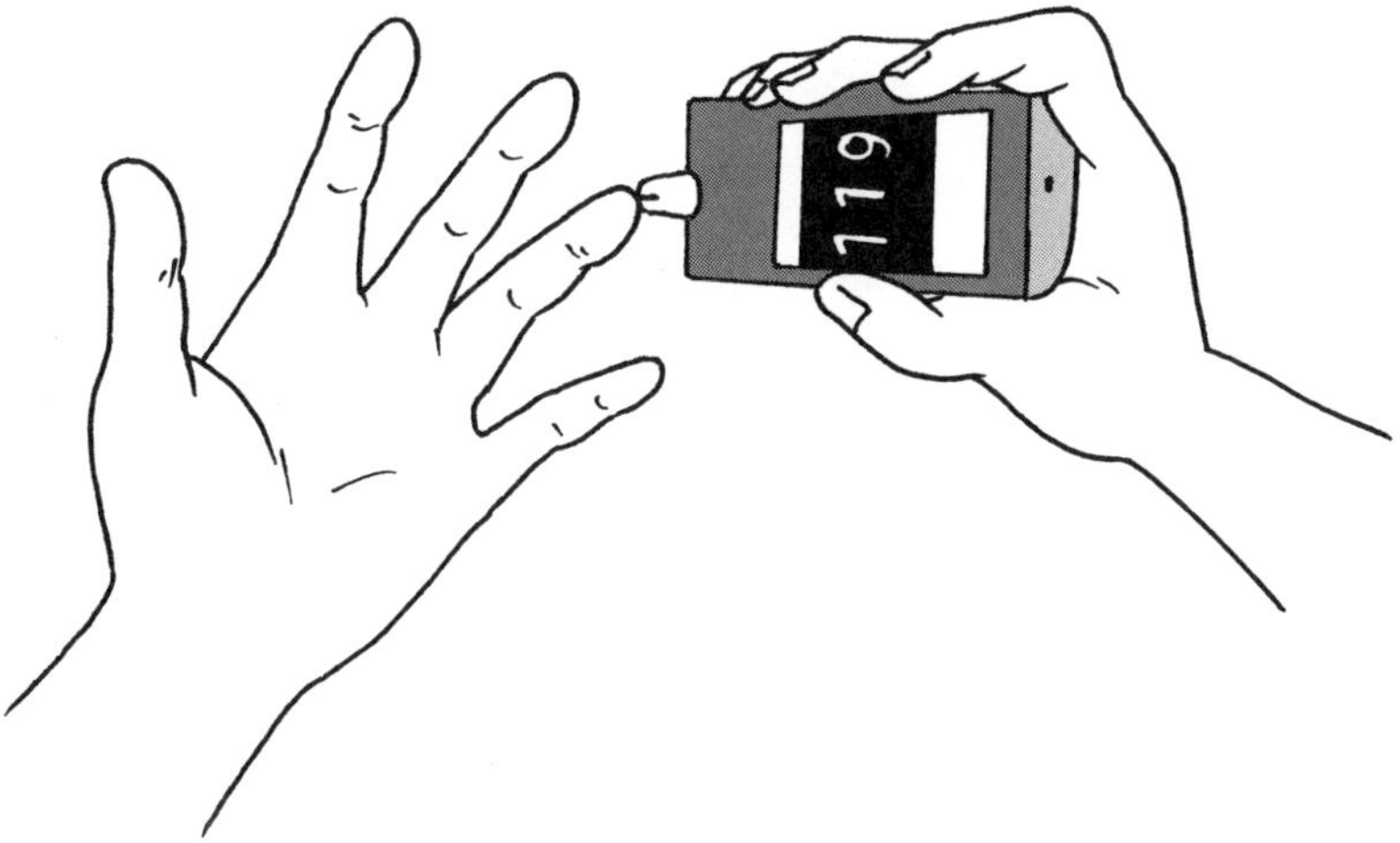

針を刺す際、少しチクッとしますが、痛みは最小限になるよう工夫されています。最近は機能も格段に進化し、スマートフォンにデータを転送し数値管理できるものなど、いろいろな機能を備えたものが出そろっています。

血糖自己測定器は、医療機関を受診しなくても家庭で血糖値を測ることができる器具です。

血糖コントロールができているかを自分で把握できますし、医師の治療方針の設定や治療効果の評価に役立てることもできます。

たとえば、低血圧かどうかは何となく体感でわかったりするものですが、血糖値の変動はなかなか自分で自覚しづらいところがあります。

1日に何度か血糖値を測定し記録しておけば、自分の血糖値がどのような変化を起こしているかを把握することができます。

ただし、測って終わりではなく日々の変化を把握するため、記録しておくといいでしょう。「血糖値がなぜこのタイミングで高くなっているのか」「なぜ低くなっているのか」を考えることも大切です。日ごろの食生活を省みるきっかけにもなります。

血糖値の自己測定は、隠れ糖尿病や低血糖の発見にも有効です。とくに低血糖は自覚症状がわかりづらく見逃しやすいのですが、毎日自分で測ることで数値を把握できるので早期発見、早期対処できます。

隠れ糖尿病とは空腹時血糖値が正常であるため、見逃されてしまう糖尿病です。隠れ糖尿病の人は食後血糖値が異常に高いのですが、自己測定器があれば、食後1~2時間後の測定も可能なので、食後高血糖かどうかを把握できるというわけです。

血糖自己測定器は自分が使いやすいものを選ぶ

血糖自己測定器でよく知られているのは、指先に針を刺してそこから出た少量の血液で測るタイプです。採血用の穿刺《せんし》針と、それを取り付ける穿刺器具、センサーとセンサーに装着する測定器が必要になります。

別のタイプで、持続グルコース測定器というタイプがあります。測定器のセンサーを二の腕などに装着し、皮下のグルコース値を持続的に測定することができるというものです。血糖値そのものではなく、血糖値に近い動きをする間質液中のグルコース濃度を測定します。

こちらのタイプは装着もかんたんですし、専用のリーダーをセンサーにかざすだけで直近のグルコース値を継続的に測定できます。

データはスマートフォンに転送できますし、アプリによっては、そのデータを医療従事者と共有することもできます。より正確なデータを医師に伝えられることになるので、結果としてよりよい糖尿病治療にもつながります。

日々の記録を自分でつけなくても、自動的にデータが収集されるので便利です。

なお、妊娠糖尿病の一部の人には、血糖自己測定器購入に際し、公的医療保険が適用されています。『血糖自己測定器加算』という診療報酬で、血液測定のためのセンサー、針、穿刺具などの消耗品や測定器の費用を含んでおり、1カ月に1回のみ算定可能です。

血糖値を下げる薬を処方されていないものの、何となく気になるので自分で血糖値を測っておきたいという場合は、自費（保険適用外）で、調剤薬局で購入することになります。いずれにしても、日ごろから血糖値を測ることで自然に血糖コントロールへの意識も高まります。血糖値と併せて体重と血圧も毎日測定し、減量が順調にできているか、高血圧の兆候はないかなど体調管理に気を遣いましょう。

こまめなフットケアも必要

高血糖、糖尿病と診断された人は、神経障害による糖尿病性足病変を予防するため、毎日、足のチェックと手入れを心がけましょう。

足指まわりは血流がとどこおりやすく、白癬菌症《はくせんきんしょう》（水虫）や爪のトラブルが原因で傷ができてもなかなか治りづらくなることがあります。靴ズレやタコ、ひび割れ、やけどなどが悪化すると、潰瘍や壊疽《えそ》に進展するおそれがあります。

毎日入浴前などの時間を使って、足にケガややけどはないか、皮膚の変色、外反母趾《がいはんぼし》など足の変形はないか、水虫や虫刺され、かかとのひび割れ、炎症が起きてないかを目視で確認してみましょう。

足のチェックリスト

- □ 足に傷がないか
- □ 皮膚の変色はないか
- □ 足の変形はないか
- □ 水虫や虫刺されはないか
- □ かかとのひび割れはないか
- □ 炎症が起きていないか
- □ 触ったときに感覚がないか
- □ ふくらはぎが張っていないか

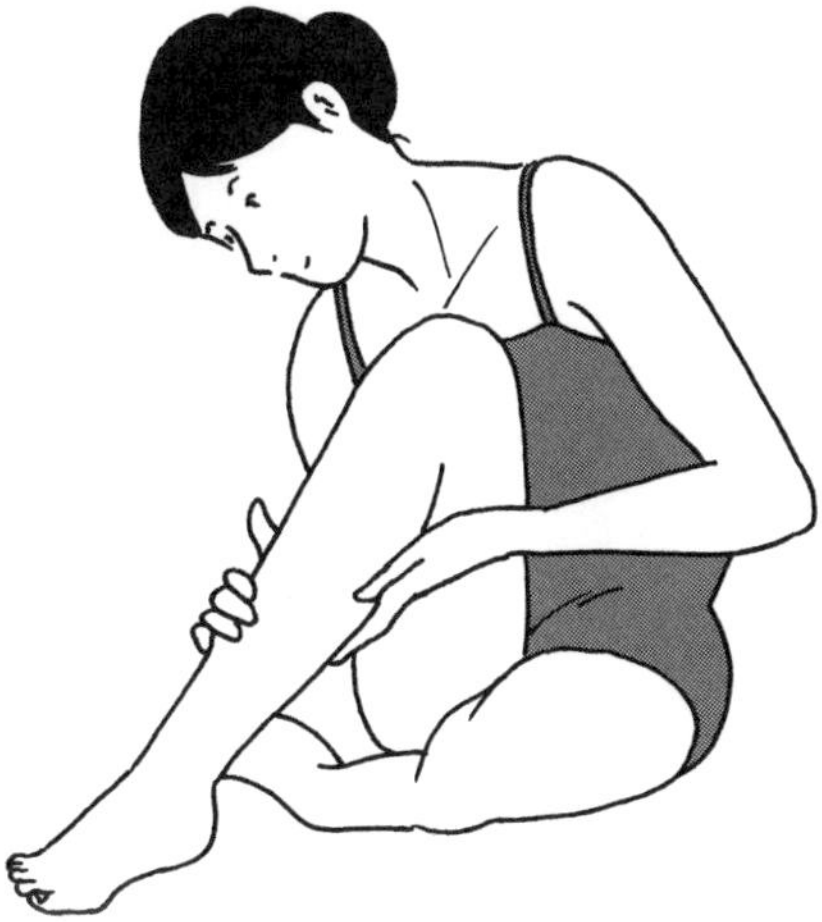

「入浴前にチェックする」を習慣化しましょう。

しびれや触ったときに感覚がないかどうか、あるいはふくらはぎが張っている、つった感じがあるかないかも気にしてみましょう。

そして、気になる症状が続くようであれば、かかりつけ医に必ず相談しましょう。

高血糖・糖尿病の人は毎日、血糖値と体重、血圧を測り、足の状態をチェックしよう。

寝不足・寝すぎは危険！血糖値と適正な睡眠時間の関係

質の良い睡眠が高血糖・糖尿病の予防になる

睡眠時間が短い人ほどＨｂＡ１ｃの数値が高い

あなたは毎日、何時間眠れていますか？　そしてぐっすり眠れていますか？

じつは、睡眠時間が短くても長すぎても糖尿病になるリスクが高くなるといわれています。

ある研究で、日本人を対象に睡眠時間とＨｂＡ１ｃとの関係を調べたところ、ＨｂＡ１ｃが高い数値の人の割合がもっとも低かったのは、7～8時間の睡眠をとっている人たちで、睡眠時間が短くなるほど、ＨｂＡ１ｃが高い数値の人の割合が多いということが明らかになりました。

血糖値は寝ている間は低く抑えられています。自律神経系のうち心身をリラックスさせるときに働く副交感神経が優位になり、消化の働きが活発になり、インスリンの作用も高まります。

つまり、**睡眠時間が短く、夜間も活動しているとなるとインスリンの働きが悪くなり、血糖値も下がりにくくなるわけです。**

さらに睡眠不足になると、食欲を増進させるホルモンの分泌が増えます。だから過食に走りがち。しかも夜間に食べたものは脂肪として蓄積されやすいので肥満を招き、血糖コントロールは難しくなります。

また、睡眠時間が長すぎる人も血糖値とＨｂＡ１ｃが高い数値になりやすいといった研究も報告されています。

睡眠時間が長くてもストレスホルモンが分泌され、つねに血糖値を上げておくことで、いつでもエネルギーとして使えるように体が準備をしてしまうからです。

寝不足も寝すぎもやめて睡眠を改善するには、７〜８時間睡眠を実践することが必要になってきます。そのためには、眠りの質を向上させることがポイントになってきます。

質の良い睡眠で血糖値をコントロール

そもそも睡眠には、レム睡眠（浅い睡眠）とノンレム睡眠（深い睡眠）があります。レム睡眠中は日中に体験したできごとや入手した情報を整理しています。ノンレム睡眠中は成長ホルモンが分泌されています。

とくに寝始めの3時間がノンレム睡眠タイム。この時間に分泌される成長ホルモンには、古くなった細胞を再生する働きがあります。あらゆる体の細胞の新陳代謝を活発にしてくれるための時間です。

一方、浅い睡眠のレム睡眠のときにはコルチゾールというホルモンが分泌されます。コルチゾールは、肝臓にあるグリコーゲンを分解してブドウ糖にして血糖値を上げる働きがあります。朝起きてすぐに活動できるのはコルチゾールのおかげです。

寝ている間に血糖値が上がっても、しっかり睡眠をとって体の機能が正常に働いていれば問題はありません。朝、すい臓からインスリンが分泌され、血糖値を調整してくれるからなのです。

睡眠時間と２型糖尿病発症の危険度

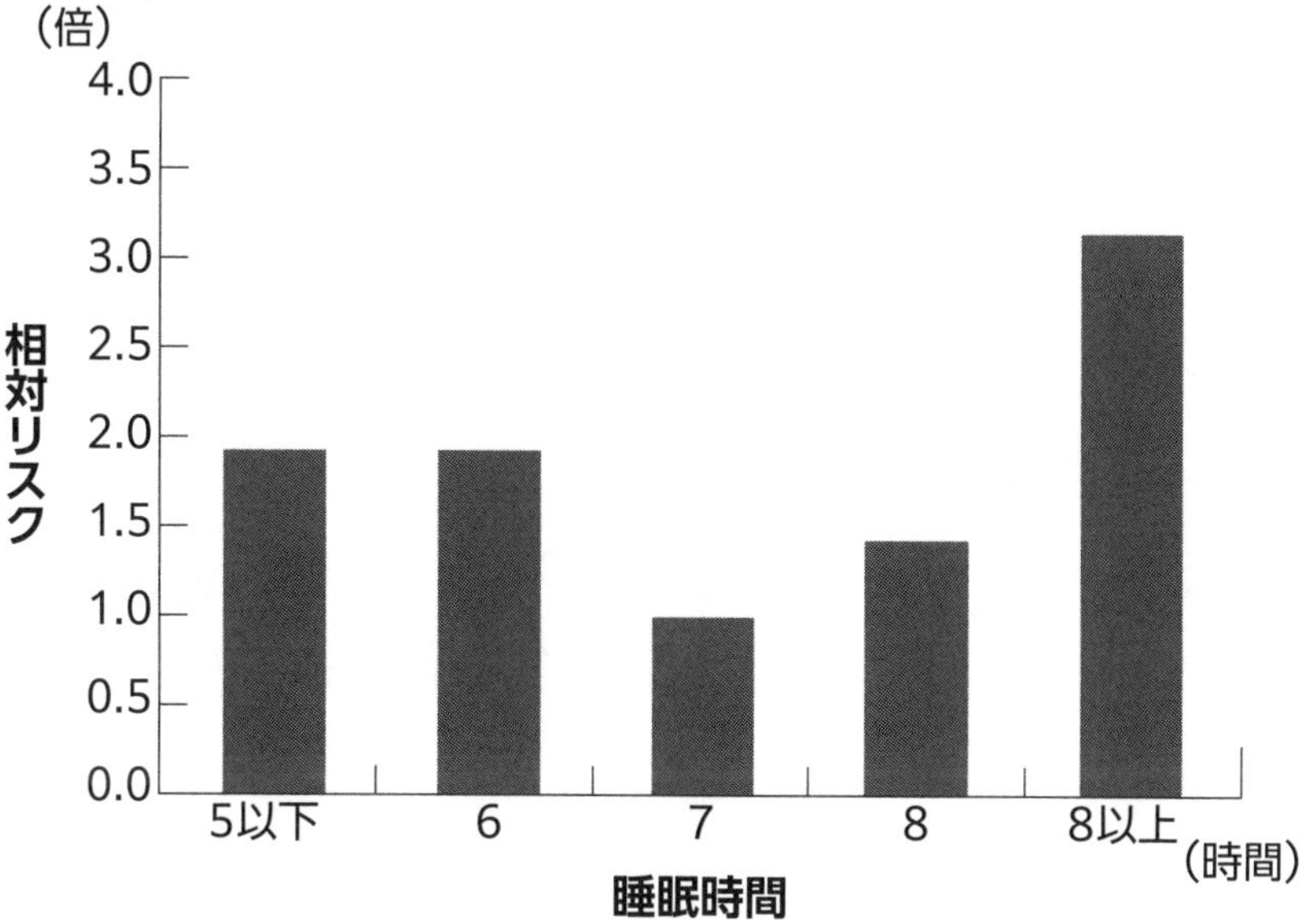

7~8時間の睡眠が理想的です。

問題なのは睡眠不足のときや、良い睡眠がとれていないときです。コルチゾールの分泌が悪くなります。朝起きたときに低血糖の状態でボーッとしてしまいますし、朝のインスリンの分泌も悪くなり、血糖値のコントロールができません。

実際、睡眠時間が６時間以下の人は、糖尿病の発症率が高まるという調査結果もあります。

このように睡眠と血糖値には密接な関係があります。睡眠のとり方については、次のページで説明します。

質の良い睡眠とストレス発散が高血糖の予防になる

日常的にストレスを抱えている女性こそ気分転換が必要

高血糖を避けるための質の良い睡眠

血糖値をうまくコントロールするには、どのような睡眠をとればいいのでしょうか。まずは睡眠時間です。理想は7～8時間ですが、少なくとも6～7時間、最低でも4～5時間は眠るようにしましょう。

ぐっすり眠れる、質の良い睡眠を得るためには眠る前の体温調節が大事です。**就寝の1時間半前にぬるま湯に入り**、しっかり体を温めます。

入浴は体温を上げるだけでなく、リラックスすることで副交感神経を優位にして体を休ませてくれます。

香りが良く、しかも体を温める入浴剤などを加えるのもおすすめです。

そしてだんだん体温を下げていくと眠気が訪れるタイミングがあります。そこを逃さず就寝すれば最初の90分間で、深い眠りにつくことができます。

精神的なストレスからくるストレス性糖尿病

生活習慣の乱れによって発症するのが2型糖尿病ですが、精神的なストレスによって引き起こされる糖尿病もあります。「ストレス性糖尿病」といいます。

ストレスが大きくなると自律神経系のうち、心身を緊張させる交感神経が優位に働きます。すると、アドレナリンやグルカゴンといった血糖値を上げるホルモンの分泌量が増えてしまうのです。

ストレスを感じたとき、心臓がいつになくバクバクするといった経験はありませんか？　あのバクバクが、まさに交感神経が優位になっているサインです。ほかにも、カフェインには交感神経を優位にする作用があります。そのため、コーヒーを飲んだあとはバクバクする人も多くいます。

交感神経が優位に働くと一方では糖代謝を促進させるインスリンの分泌量が減少し、インスリンの効きも悪くなります。

ストレスを受け続けると、高血糖の状態が続くことになり、やがて糖尿病の発症につながってしまうというわけです。

ストレス性糖尿病の初期症状は2型糖尿病とほぼ同じです。詳細は左ページの表を見てみましょう。

介護、育児、仕事……いたるところでストレスは感じるもの

ならば、ストレスをためなければいいのでは？　と思われるかもしれませんが、私たちが日々暮らしているなかで、完全にストレスをなくすことはできません。

とくに女性は育児や介護、近所づきあい、さらに仕事での人間関係や、家族のことなどで悩んだり、イライラしたりといった具合にさまざまなストレスと向き合わざるを得ないことが多いのが現状です。

避けては生きられないことなので、いかにストレスとつきあっていくか、もしくは軽減す

ストレス性糖尿病のおもな症状

- 尿の量が多くなる、もしくは頻尿になる。
- 疲れやすくなる。
- 肌が乾燥する。
- 皮膚がかゆくなる、もしくは痛くなる。
- 体重が急に減少する。
- 手足の感覚が鈍くなる。

このような症状がある人は、 ストレス性糖尿病の疑いがあります。

るかが大事になってきます。

また、ストレスをためこんでしまう人には責任感が強く、いやなことや悲しいことなど負の感情を外に出せない傾向があります。

そんな人は**ひとりで悲しいドラマや映画を観て思いっきり泣くか、もしくはコメディーやお笑いライブなどを見てとことん笑ってみることをおすすめします**。

泣いたり笑ったりと感情を表に出すことで副交感神経が優位になって、心も体もリラックスした状態になります。ストレスによって抑えられていたインスリンの分泌も良くなります。

今すぐストップ！ 血糖値を上昇させる悪習慣

ふだんの何気ない生活習慣が糖尿病を招いている

ついラクをしてしまう生活習慣に要注意

食事を3回に分けることに気をつかっていても、その間に小腹が空いたからといってお菓子や菓子パン、ジュースなど間食を食べすぎたり飲みすぎたりしていませんか？

また、ふだんの生活でもついついラクをしてしまうほうを選んで暮らしていませんか？

気づかないうちに血糖値を上げてしまい、糖尿病を招いてしまっている行為は次のとおりです。完全にやめることはできなくてもかまいません。

ただ、血糖値が高めだなと気にしているのであれば、これらの習慣をなるべく断ち切るよう努力してみてください。

血糖値を上昇させる生活習慣のチェックリスト

- □ お菓子や菓子パンをよく食べる
- □ 甘い飲み物をよく飲む
- □ 外食では丼ものやパスタをよく食べる
- □ タクシーや車を使うことが多い

気づかぬうちに、 血糖値を上げてしまいます。

① 洋菓子や惣菜パンをよく食べる

クッキーやケーキ、アイスクリーム、菓子パンは砂糖やバター、油などを多く含むので、血糖値を急激に上げますし、体重増加にもつながります。惣菜パンには塩分が多く含まれています。

なかには、1食分を惣菜パンですませてしまっている人もいるかもしれませんが、塩分の摂りすぎだけでなく、完全な野菜不足で体に大切な食物繊維やビタミンが不足することになります。

② 毎日、甘いものを飲んでいる

飲みものを買うときはお茶や水ではなく、ジュースや缶コーヒーを買ってしまう人も多いと思いますが、サイダーなどの甘い炭酸水や甘い清涼飲料水には「単糖類」「二糖類」といった体内に吸収されやすい糖が含まれています。**血糖値を急激に上げるだけでなく、中性脂肪を体内にためこむ原因にもなります**。なるべくお茶や水、もしくは無糖のものを選ぶようにしたいものです。

③ どんぶりものやカレーライス、パスタをよく食べる

どんぶりものも、カレーライスも半分以上がごはん、すなわち糖質です。とくにどんぶりものの上に乗っている揚げものも中身はたんぱく質や食物繊維ですが、衣は小麦粉で炭水化物になります。ランチで人気のパスタも糖質です。こうした一品料理ですませる食事は週1回未満とし、外食でこれらを食べるときはサラダやおひたしなどを追加オーダーして、先に食べるようにしましょう。

④ タクシーやクルマを使うことが多い

どこへ行くにもクルマを使ってしまうのが当たり前になっていませんか？　駅でも階段ではなく並んででもエスカレータやエレベータを使用していませんか？　できるだけ歩く、近

所への買い物は歩く、駅や商業施設ではエスカレータやエレベータではなく、階段を利用しましょう。それらを実践するだけでかなりの運動量になります。運動不足だと糖がエネルギーとして消費されませんので、生活習慣を切り替えていきましょう。

お酒は1日350mLに

血糖値をコントロールできていれば、1日350mL程度のビールであれば、大きな問題はありません。ただし、空腹時やのどが乾いているときは避けたほうがいいでしょう。

お酒のアルコールは体内での代謝が早いので、飲んでもすぐに血糖値は上がりません。ただ、代謝の過程でできるアセトアルデヒドという物質がたんぱく質と結合し、AGEsという糖化物質を作り出してしまいます。

アセトアルデヒドには毒性があるため、動悸や吐き気、頭痛を引き起こしたりします。これがいわゆる二日酔いにつながるわけです。できれば**焼酎やウイスキーのような糖質の少ないお酒**を選び、ゆっくり適量を楽しみましょう。ちなみにウイスキーは糖質0です。

血流を促進して糖代謝を促す

体を糖化させない生活習慣を定着させるのが一番の薬

つねに糖代謝が正常に行われる体をつくる

24ページで説明したとおり、血糖値やＨｂＡ１ｃが高い人は、さまざまな原因で糖代謝が悪くなっています。ここまで、その改善方法を紹介してきました。

そして、糖代謝が正常に行われるようにするには、血流の促進も重要です。そのために大切なことを紹介します。

どれも生活習慣のひとつとして取り入れてほしいことばかりなので、ここでまとめます。

なお、ウォーキングなどの有酸素運動や、筋肉トレーニング（筋トレ）については、運動療法を紹介するｐａｒｔ４（１３２ページ～）でくわしく説明します。

血流を促進させる６つの生活

・定期的に歩き、有酸素運動で血液の循環を促進させる

・ほどよい筋トレを習慣にする

・毎日入浴をする

・飲みもの・食べものは温かいものを選ぶ

・血流が良くなる食べものを食べる

・こまめに水分補給する

血流の改善は健康な体の基盤です。

①　正しい姿勢で歩いて血流を改善

ウォーキングには血流改善の効果があります。ふくらはぎの筋肉が収縮することで、血液が心臓に戻されて循環するためです。そこで、さらに血流を改善するために〝正しい姿勢〟でウォーキングをしましょう。正しい姿勢のコツは、次の４つです。

・目線は10ｍ〜15ｍ先を保つ
・頭がまっすぐ上に引っ張られるイメージで顎を引く
・腹筋を意識する
・腰が上下に揺れないように

②　筋トレの前にストレッチをする

筋肉量が増えると、その分血流は良くなります。ただ、いくら筋肉量が増えても体の柔軟性が低下すると、血流は悪化してしまいます。そこで筋トレをするタイミングにあわせてストレッチをすると血流の改善が見込まれます。

筋トレの時間を確保できなくても、空いた時間に肩を回すだけで、血流改善が期待できます。座っていることが多い人は、最低でも1時間に1回は席を立つようにしましょう。

③ 毎日入浴する

毎日お風呂に入るだけでも血行促進の高い効果があります。お湯の温熱効果で血管が拡張して血液の循環が良くなるためです。とくに湯船につかると**お湯の水圧で適度なマッサージ効果を得ることもできます**。

お湯の温度は38～40℃ぐらいが最適。10分から15分ぐらいゆっくりお湯につかって、体を芯から温めましょう。

なお、時間があれば、38℃ぐらいのぬるま湯に20分～30分、みぞおちあたりまでつかる半身浴もおすすめです。

④　飲みもの・食べものは温かいものを選ぶ

血流を良くするためには飲みものや食べものを選ぶ際、冷たいものは避けてなるべく温かいものを選ぶようにします。温かいものを食べたり飲んだりすることによって内臓が温まり、内臓をめぐる血管が広がって全身の血流が良くなるからです。

⑤　血流が良くなる食べものを食べる

食べもののなかには血流を促進する作用を持つものがあります。たとえば、しょうが、ココア、ネギ、にんにく、唐辛子などです。

また、血液を促進する栄養素であるビタミンE、鉄、ＥＰＡ、ＤＨＡなどが多く含まれている食品も意識して食べるようにすると良いでしょう。

⑥　こまめに水分補給する

水分を十分に保つことは血流の促進にも役立ちます。脱水症状になると、体を循環させる血液の量が減るだけでなく、血液がより多くのナトリウムを保持するようになるので、代謝も悪くなります。

水分が足りているかどうかの目安は尿の色です。淡い黄色もしくは透明な状態であれば、水分は足りています。ちょっと尿の色が濃いときは、意識的に水分を多めに補給するようにしましょう。

⑦ 代謝を上げてくれる飲みものを意識的にとる

次の飲みものは代謝を上げてくれるドリンクばかり。何を飲もうか悩んだら、このなかから選んでみてはいかがでしょう。

・トマトジュース…トマトのリコピンに血流改善作用があります。生で食べるよりジュースにしたほうがリコピンを効率よく摂取できます。
・豆乳…たんぱく質が豊富です。
・炭酸水…胃腸の働きを促進させたり、血行を促進してくれる効果があります。

⑧ 代謝を活発にするメニューを選ぶ

コンビニや外食先で迷ったときは代謝がよいかどうかで決めましょう。

・うどんかそばだったらそば…そばは低糖質。毛細血管を強くし、血流をアップさせる作用のあるルチンのほか、ビタミンも豊富です。

・ポトフよりチゲスープ…唐辛子の成分がエネルギー代謝を活発にしてくれます。

・ツナマヨ巻きより納豆巻き…たんぱく質を補給できます。ナットウキナーゼという酵素が血行を促進します。

・カツ丼より豚しょうが焼き…ショウガには血行を良くする成分が入っています。

・ゼリーより生のフルーツ…生のフルーツには代謝を良くするビタミンやミネラルが多く含まれています。

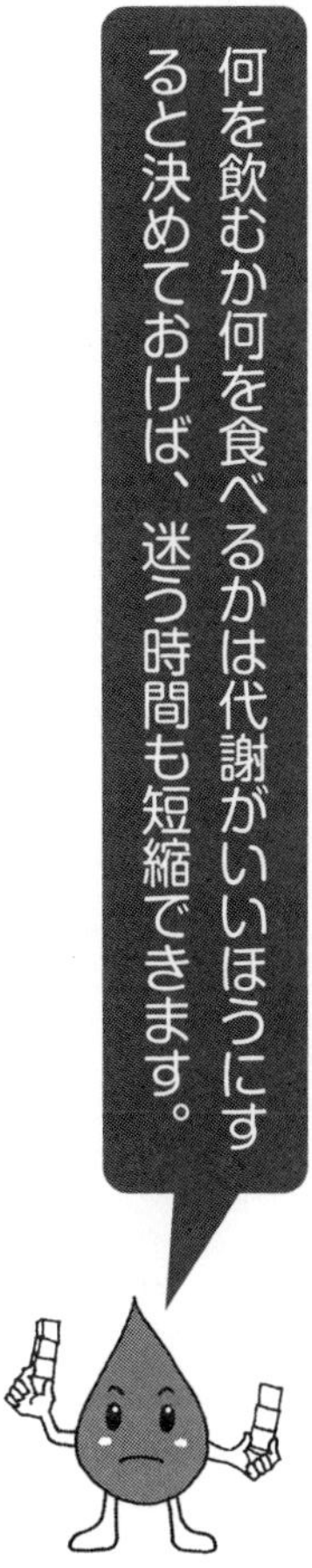
何を飲むか何を食べるかは代謝がいいほうにすると決めておけば、迷う時間も短縮できます。

健康のために知っておきたい話③

高血糖は脳の老化を進める

糖尿病の人だけでなく、高血糖の人も認知症が起こりやすいといわれています。インスリン不足が原因です。

当然ですが、頭部は体のてっぺんにあるので、血液を行き届かせるためには、血流にも重力に逆らって進むだけの勢いが必要です。

ところが高血糖が続くと、脳の血管に動脈硬化を引き起こし、脳が必要とする酸素や栄養が届かなくなり、アルツハイマー型の認知症の原因となるアミロイドβがたまりやすくなってしまうのです。

血糖値が高い状態が続くとインスリンは体内の糖を分泌するのに精一杯になってしまいます。その結果、脳の神経細胞が糖をエネルギーとしてとりこむのに必要なインスリンが減少してしまい、作業記憶の低下によって認知機能の低下が起こりやすくなってしまうというわけです。

part4

血糖値とHbA1cを運動で改善

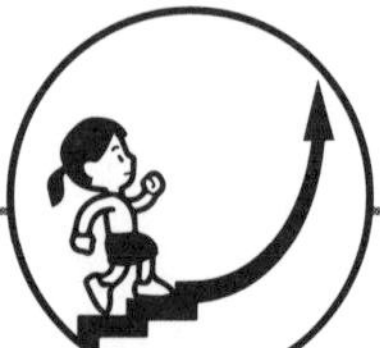

体を動かすことが糖尿病の効果的な対策

運動を取り入れると効果的に血糖値・ＨｂＡ１ｃを下げられる

体を動かすことで糖尿病のリスクをダウンする

食事療法とともに、血糖値を下げる効果があるのは、運動療法です。**筋肉は血液中のブドウ糖をエネルギー源として取り込むため、高くなった血糖値を下げることができます。そのため、筋トレなどの無酸素運動で筋肉量を増やせば、血糖値を下げる効果は高まります。**

また、１３６ページで紹介しますが、運動をコンスタントに長く続けることで、皮下脂肪など体の余分な脂肪組織が徐々に減り、肥満が解消されます。肥満が解消されれば、血糖値の調整のために必要不可欠な、すい臓の機能も改善するのです。

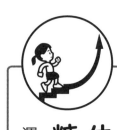

食事に気をつけてさらに運動をすることで、高血糖の改善がより見込めます。肥満の状態では常に高血糖のリスクを抱えてしまいますので、運動も積極的に取り入れましょう。

有酸素運動と筋トレをバランス良く取り入れる

血糖値とＨｂＡ１ｃの数値を下げる際、有酸素運動とレジスタンス運動を組み合わせて行うと効果が高いといわれています。

有酸素運動とは呼吸をして酸素を取り込みながら行う運動です。ウォーキングやランニング、サイクリング、エアロビクス、水泳などがそれにあたります。有酸素運動はエネルギーを多く消費することでブドウ糖を消費して血糖値を下げます。

さらに、心臓や血管、呼吸器を使うので心臓病や糖尿病などの代謝性疾患を予防する効果が高いといわれています。

レジスタンス運動とは、筋肉に負荷をかける動作をくり返す運動のこと。スクワットやダンベル体操、チューブ体操などで、いわゆる筋トレと呼ばれているものです。レジスタンス運動は、有酸素運動に比べて、エネルギーをそれほど消費しません。筋肉量を増やし、筋肉の代謝機能を向上させることができます。その結果、筋肉に血糖を取り込みやすくなり、血糖値の調整の働きも高くなっていきます。

とはいえ、ふだん運動をやっていない人が急にレジスタンス運動をすることは体への負担も大きく、筋肉や関節を痛めたり、心臓に負荷がかかりすぎてかえって健康を害することにもなりかねません。

まずは有酸素運動から始めて、徐々に運動に慣れてきたところでレジスタンス運動を取り入れてみるのがいいでしょう。

有酸素運動は高血圧の解消にもつながる

有酸素運動のメリットはほかにもあります。

たとえば、動脈硬化の危険因子である高血圧を改善しますし、中性脂肪の減少、善玉コレストロールの上昇、悪玉コレストロールの低下などの効果も現れてきます。

心臓と肺を強くするので血液への酸素の取り込みと循環も改善しますし、脳内活性物質が分泌されることなどから、最近になって認知症の予防効果があるというのもわかってきました。何より、ほどよく体を動かす運動はストレス解消にもなります。ストレスも血糖値を上げる大きな要因なので、そういう意味でも運動は大切なのです。

運動効果を最大限にするなら食後1時間がベストタイミング

せっかく運動するのであれば、より効果の高いタイミングを狙いたいもの。**ベストタイミングは食事の1時間後です。**血糖値がピークに達しているので、そこから全体的に血糖値を下げることができます。

食後2〜3時間になると血糖値がすっかり下がってしまっているので、運動による血糖値の降下を期待することは難しくなってしまいます。運動でせっかく下がった血糖値をすぐに上昇させてしまわないよう、**運動後2時間程度は次の食事をとらないようにしましょう。**

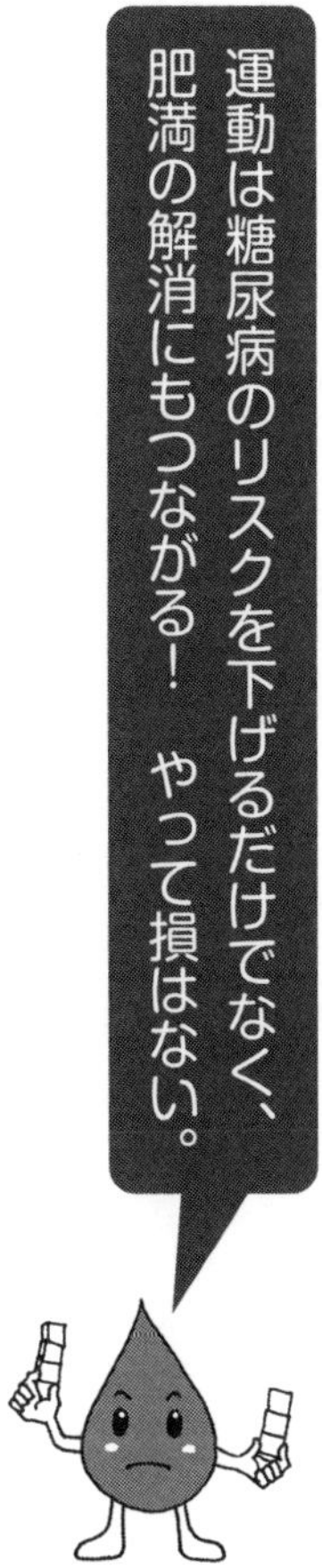
運動は糖尿病のリスクを下げるだけでなく、
肥満の解消にもつながる！　やって損はない。

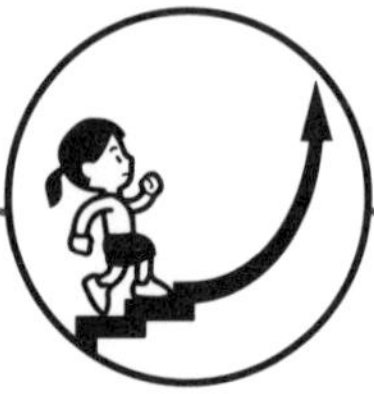

頻度と実践のルールを知り、体を動かすことを日課に

運動の種類を変えれば効果が上がる

食後の運動でインスリンの抵抗性も改善

前ページでお伝えしたように、運動は食後1時間後ぐらいに行うのがもっとも有効です。食事で血糖値が上がり、インスリンの働きで脂肪が作られるのですが、食後に運動を行えば、食後血糖値を下げるだけでなくインスリンの抵抗性も改善します。

また、**血中の糖分が脂肪に変わる前にエネルギーとして燃焼される**というメリットもあります。さらに気分もリフレッシュでき、集中力もアップするといわれています。

ただし、食事してすぐに運動を開始するのは避けてください。胃腸によくなく、消化不良を起こしやすくなります。消化不良を起こすと、胃腸の調子が悪くなるだけでなく、代謝が下がるというデメリットがあります。やはり食後1時間後がよいでしょう。

なお、1日3食のうち、いつの後がベストかというと、①夕食後、②朝食後、③昼食後の順番だといわれています。

たとえば、ご自身のライフスタイルのなかに、運動をする時間を夕食後の30分から2時間の間に入れられそうであれば、ぜひそうしてほしいところですが、朝食後、昼食後の1時間後でもかまいません。できる範囲で運動の時間を設けて日課にしてみてください。

避けたいのは空腹時、起き抜けの早朝、朝食前、深夜です。また気温が高い時間帯や低い時間帯もできれば運動しないほうがいいでしょう。

全身運動、有酸素運動いずれも習慣化することが大切

運動をふだんの生活に取り入れるには、次のようなポイントを念頭においてください。

① 全身を使う有酸素運動を取り入れる。
② 1日の運動時間は30分〜60分がベター。ただし、体力的にきつい場合は1日10分からでもOK。

③　中2日以上は空けないことを心がける。

①の全身運動とは、全身を使った有酸素運動のことです。ウォーキングや水中ウォーキング、軽いジョギング、サイクリングなどが有酸素運動になります。これらは、全身を使うわりには体への負担が少なく、ブドウ糖や中性脂肪を効率よく使うことができます。

できれば、軽く汗をかく程度に行いましょう。ウォーキングであれば、今にも駆け出しそうなギリギリの速度で行うと効果的です。

②でなぜ運動時間は30分〜60分をベターとしているかというと、血液中のブドウ糖がエネルギーに変換され、使われるのは運動開始から5〜10分後で、脂肪細胞に蓄えられていた中性脂肪が使われ始めるのは20分後になるからです。

よりよい効果を考えると、少なくとも30分は運動したいところです。

③の理由は、運動する機会が中2日以上空いてしまうとせっかくの運動効果が半減してしまうからです。運動を定期的に続けることで、着実に筋肉をつけることができるのです。

たとえば、この日はジムで運動する予定だったけれど、急な用事が入って行けないといったことも生じてきます。その場合は、ちょっと速度を上げてウォーキングをするなど別の方

ウォーキングでの足の運び方

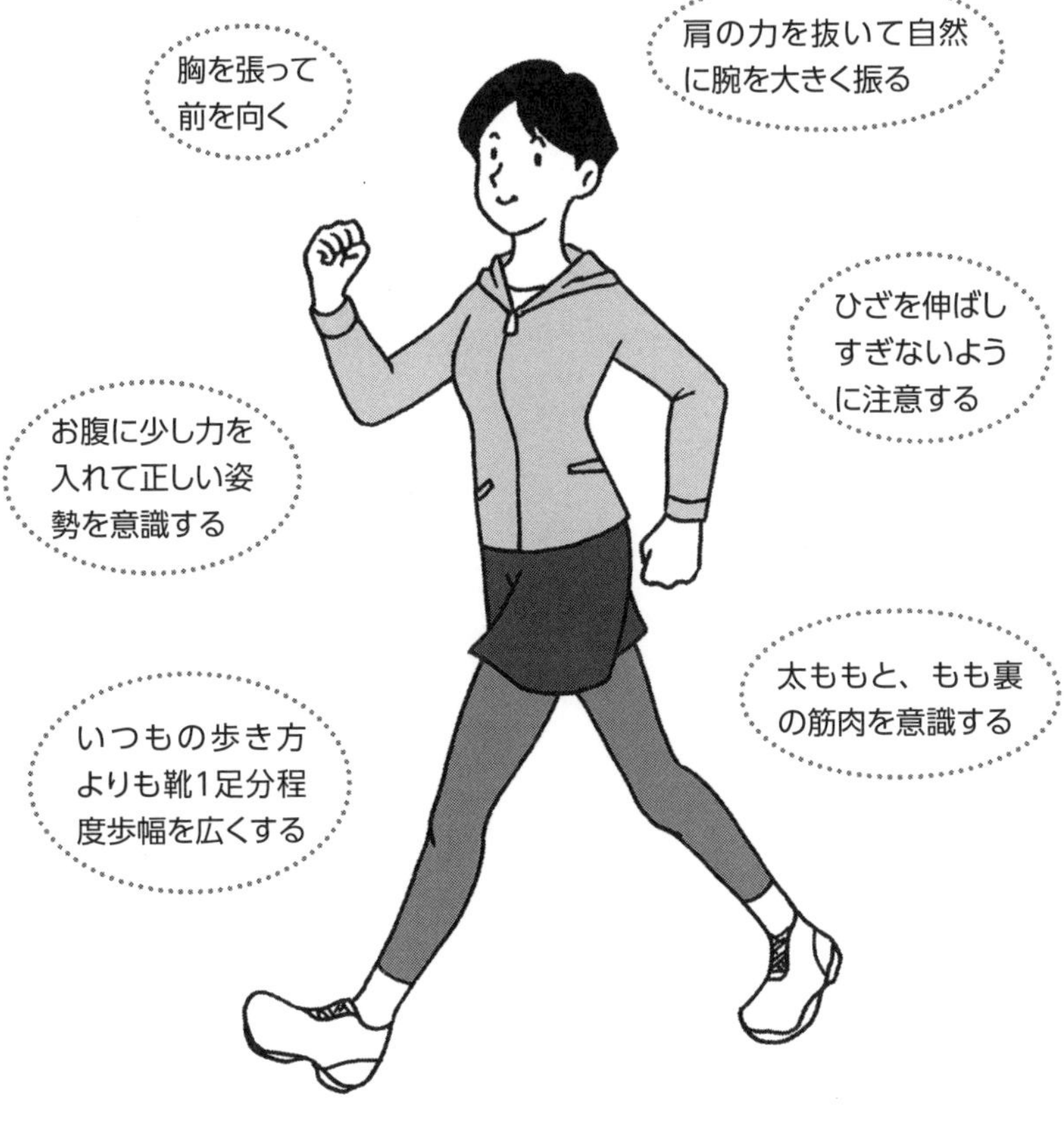
胸を張って
前を向く
肩の力を抜いて自然
に腕を大きく振る
ひざを伸ばし
すぎないよう
に注意する
お腹に少し力を
入れて正しい姿
勢を意識する
太ももと、もも裏
の筋肉を意識する
いつもの歩き方
よりも靴1足分程
度歩幅を広くする

法で運動するようにするといいでしょう。

予定どおりの運動ができなかった場合も想定し、代わりの運動をいくつか考えておくのもよさそうです。

ポイント
- 手と足はスムーズに
- 腕の振りでリズムをとる
- ややきつめのペースで会話も息が上がらない程度
- 全身の筋肉を使う
- 坂道などでは上体をまっすぐに、ゆっくり体重移動しながら足の裏全体で着地する

有酸素運動、筋肉トレーニング、ストレッチで効果アップ

先ほどもお話ししたウォーキング、水中ウォーキング、軽いジョギング、サイクリングなどの有酸素運動を軸にしつつ、筋肉トレーニング（筋トレ）、ストレッチも取り入れていくことでより相乗効果が得られます。

筋トレをして筋肉がつくことで、基礎代謝が上がります。筋肉がつくと体力も上がり、有酸素運動の効果も出やすくなるからです。

また、こうした運動の前後にぜひ実践してほしいのがストレッチです。筋肉をほぐし、血行を促進してくれるからです。運動前はウォーミングアップとなり、少し体を温めることでケガの防止になります。

運動後のストレッチはクールダウンの効果があります。これを怠ると次の日に疲れが残ったりします。なお、ストレッチは毎日行ってもよい運動なので、有酸素運動や筋トレをしない日でもやってみましょう。

運動による健康効果

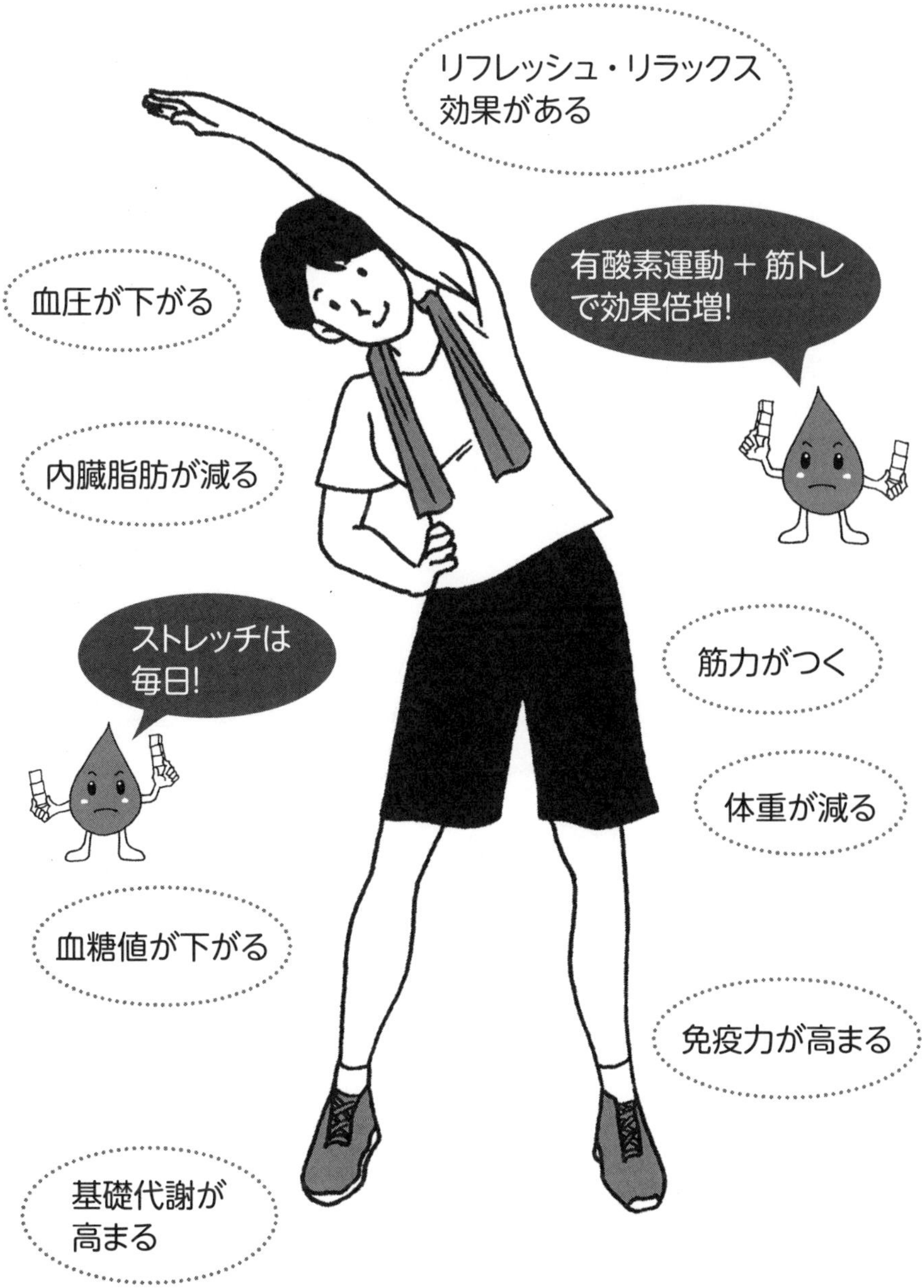
リフレッシュ・リラックス効果がある
有酸素運動 + 筋トレで効果倍増!
血圧が下がる
内臓脂肪が減る
ストレッチは毎日!
筋力がつく
体重が減る
血糖値が下がる
免疫力が高まる
基礎代謝が高まる

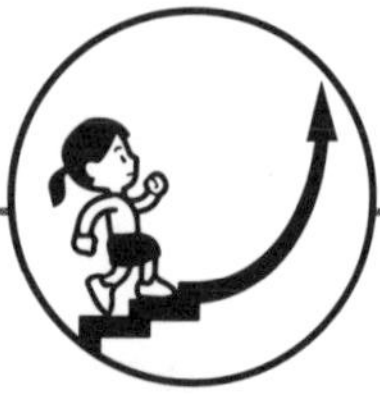

毎日、有酸素運動を実践し、血糖値をコントロールする

どれぐらいの強度でやるか、どれぐらいの時間、運動するかがポイント

ややきつく、息がはずむぐらいの運動が効果的

血糖値を下げてＨｂＡ１ｃを良好にするには、どれくらいの強度で有酸素運動を行うかが大切なポイントになってきます。

有酸素運動における強度を考えるうえでは、最大酸素摂取量がひとつの目安になります。**運動の強度が弱すぎると効果は得られませんし、逆に強度が高すぎると、最大酸素摂取量は増えますが、心臓に負荷がかかりすぎます**。運動中に息が上がって運動を続けることができなくなったり、場合によっては突然死を招くといったリスクが高くなります。

糖尿病のための運動療法としては、運動効果と安全性に配慮し、適正な運動強度として中

理想的な運動強度

運動時の心拍数（拍/分）＝（220－年齢）×0.7

軽すぎる	とても楽に感じる／運動をした気がせず、もの足りなく感じる／汗をまったくかいていない（運動を開始したばかりならこの程度でも問題なし）
適度な強度	体に軽く負荷はかかっているが、無理なくできる／少し汗をかいているが、心地よく運動できる／普通に呼吸できる／笑顔のまま、運動を続けることができる／運動が終わっても息が切れない
強すぎる	運動がきついと感じる／緊張する／汗を大量にかいている／息が切れて、呼吸が苦しい
危険なのですぐに中止する	胸が痛くなり、苦しい／息をするのが苦しい／気分が悪い／吐き気がする／頭痛がする／めまいがする／冷汗が出る／疲れ方が激しい／足がもつれる／筋肉や関節に強く痛みが出る

たとえば55歳の人の場合、1分あたりの心拍数が115.5拍程度の運動が望ましいとされています。

程度の運動が適しているとされています。最大酸素摂取量が100パーセントだとしたら、中程度の運動になるとだいたい50パーセント程度ということになります。

中程度の運動に該当するのは、ややきつく、息がはずむくらいの運動です。軽いジョギングやや速めのウォーキングなどが相当します。

では、最大酸素摂取量が50パーセントの、中程度の運動をどれくらいの強度で行うのがよいのか。目安になるのは心拍数です。これは年齢によって異なってきます。

20代なら1分間に130、30代なら125、40代は120、50代は115、60代は

110といった心拍数を目安にして運動を行いましょう。

心拍数は自分の手首に指を当てて計測するのが一般的ですが、最近は脈拍計や脈拍数が表示されるスマートウォッチなどもあるので、正確に計測できます。

有酸素運動それぞれのエネルギー消費量を把握しておく

有酸素運動は「継続は力なり」の運動。**続けることが何より大切です**。先にお伝えしたように、だいたい毎日30分から60分ぐらい続けるのが目安です。

1回につき60分ほどの有酸素運動をすることで、血糖値の降下作用は24~48時間、続くといわれています。それゆえ、軽いジョギングなど中程度の運動を1週間に3回以上は行いましょう。血糖値を下げる効果が期待できます。

とはいえ、運動習慣がない人がいきなり60分、ジョギングを始めようとするのには無理があります。最初は15分ぐらいから始めて、少しずつ時間を延ばしていくのがよいでしょう。

たとえば、1日15分~30分、ウォーキングを2回行うというやりかたでも問題ありません。

有酸素運動は30分×1回でも、3分×10回でも同じ効果が得られることがわかっています。

1回15分でもキツい場合は、3分からでもいいので始めてみて、1日のうち何度かトライしてみるのでもいいかもしれません。体が運動に慣れてきたらしめたもの。徐々に1回の時間を長くしていけるはずです。

有酸素運動の例

運動内容	運動時間
軽いウォーキング	30分前後
早足ウォーキング	25分前後
ジョギング	10分前後
サイクリング(平地)	20分前後
サイクリング(坂道)	10分前後

100キロカロリー消費する運動と時間の一例です。
(体重が60kgの場合)

どれぐらいの運動でどれだけカロリーを消費するかの目安となるよう、参考までに、有酸素運動の種類別にだいたい何分で100キロカロリーを消費するかを上に記しておきます。

なお、これだけの運動をしてカロリーを消費したからといって、その分だけ食事の量を増やしていいということではありません。

糖尿病の兆候が見られるのであれば、なおさらです。**食事療法と運動療法のふたつをしっかり行うことが、血糖コントロールにつながるということを忘れないでください。**

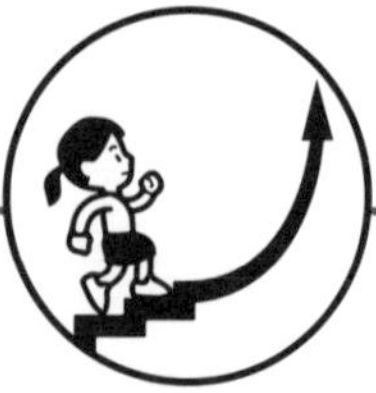

筋肉量を増やす無酸素運動

筋トレでインスリンの作用を改善する

筋肉量の増加で基礎代謝を向上させる

筋トレによって筋力をアップすることは糖の貯蔵量を増やすとともに、インスリンの作用を改善する効果もあります。

ただし、筋肉への負荷を定期的にかけなければ、継続的な効果が望めません。かといって毎日、ハードな筋トレを続けるのもよくありません。

筋肉は運動によって分解され、翌日に元の筋肉量まで回復し、3日目には「超回復」といって、以前の筋肉量より増えます。この「超回復」のタイミングで運動を行うとさらに筋肉量が増加します。筋トレは1日おきに行うのが理想的です。

体幹を鍛える筋肉トレーニング

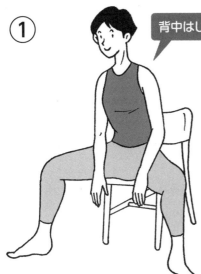

①

背中はしっかり丸める

いすに浅く腰かけて両脚を大きく開く。足裏は床にぴったりくっつける。

両手を下ろして行う

②

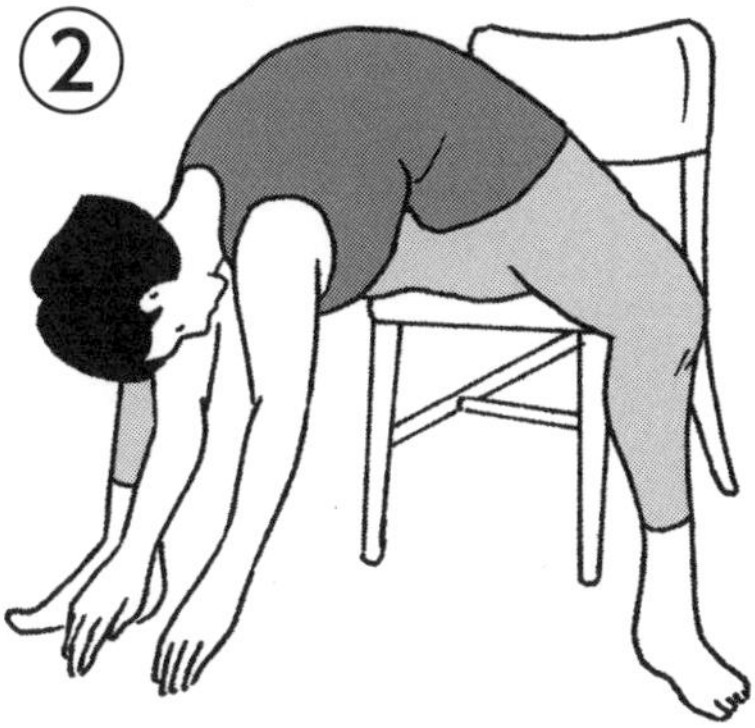

手をおろしたまま、上体を丸めこみながら、大きく前に倒しきって3秒キープ。

③

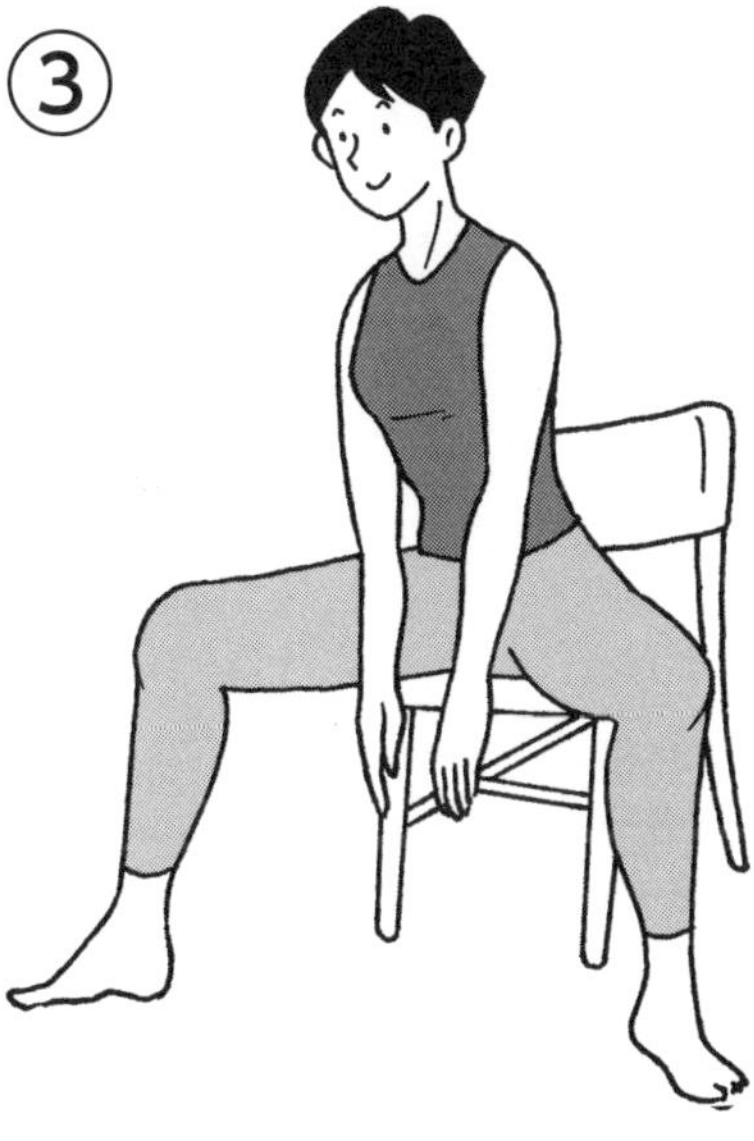

顔を上げて背中を反らしながら背筋を意識して体を起こす。①から③の動作を5回くり返す。

プランク

①

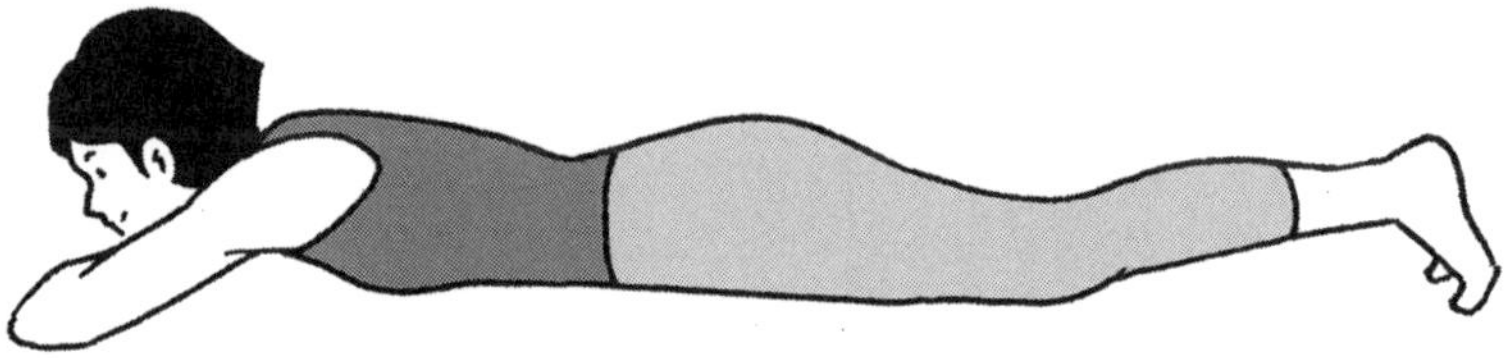

両ひざを床につけ、うつ伏せになり、
体全体が床についているような状態に。
足は腰幅に開き、腰は浮かせる。

②

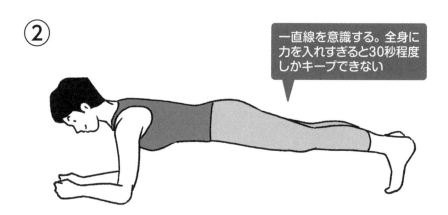

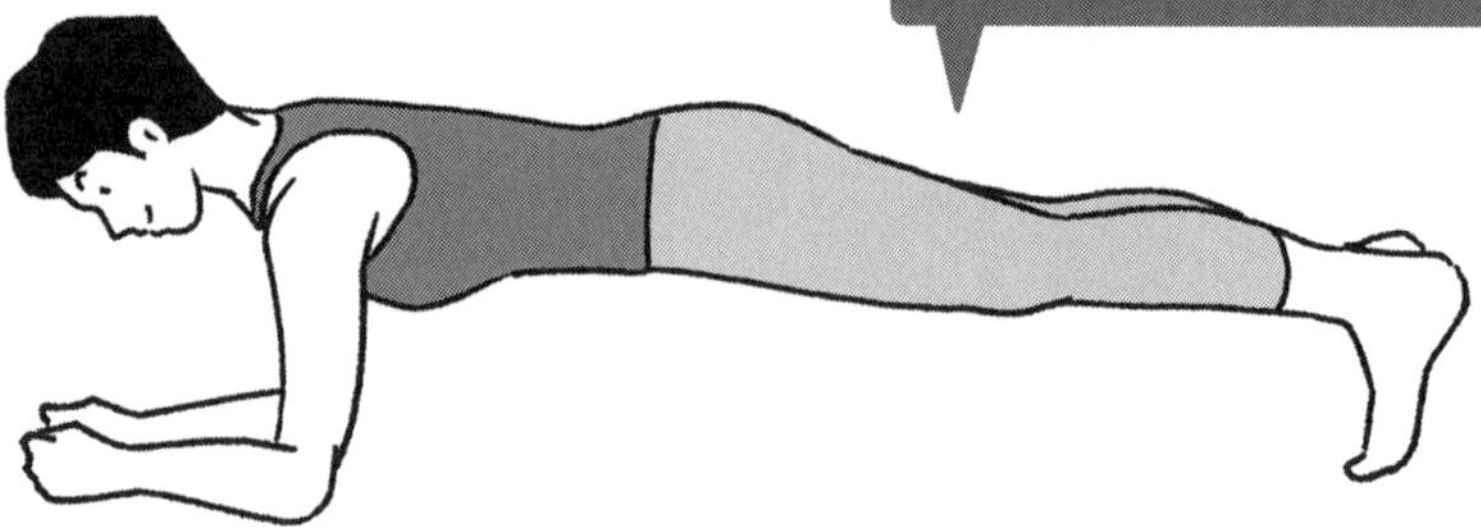
一直線を意識する。全身に力を入れすぎると30秒程度しかキープできない

プランク効果を高めるには横から見たときに頭からかかとまで一直線になるように意識すること。腹筋を中心に全身に力を入れる。15秒×3セットを目安に行う。

腸腰筋トレーニング

①

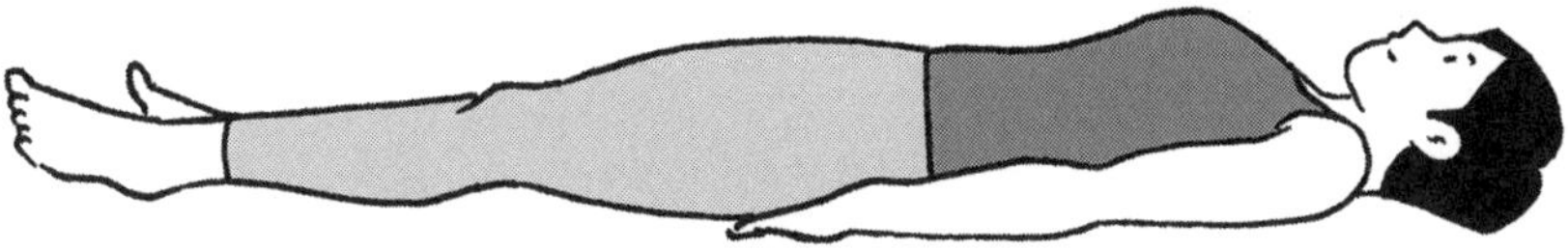

仰向けになって両肩を床につけて寝転がる。
両手の手のひらは下にして床につける。

②

両手はそのままで両脚を曲げてひざを立てる。

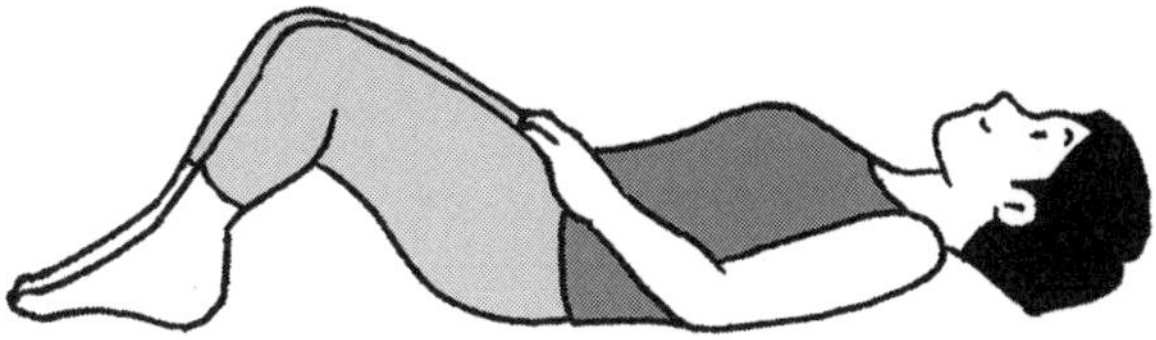

ひざを曲げることで
腰部の負荷を抑えて
トレーニングできる

③

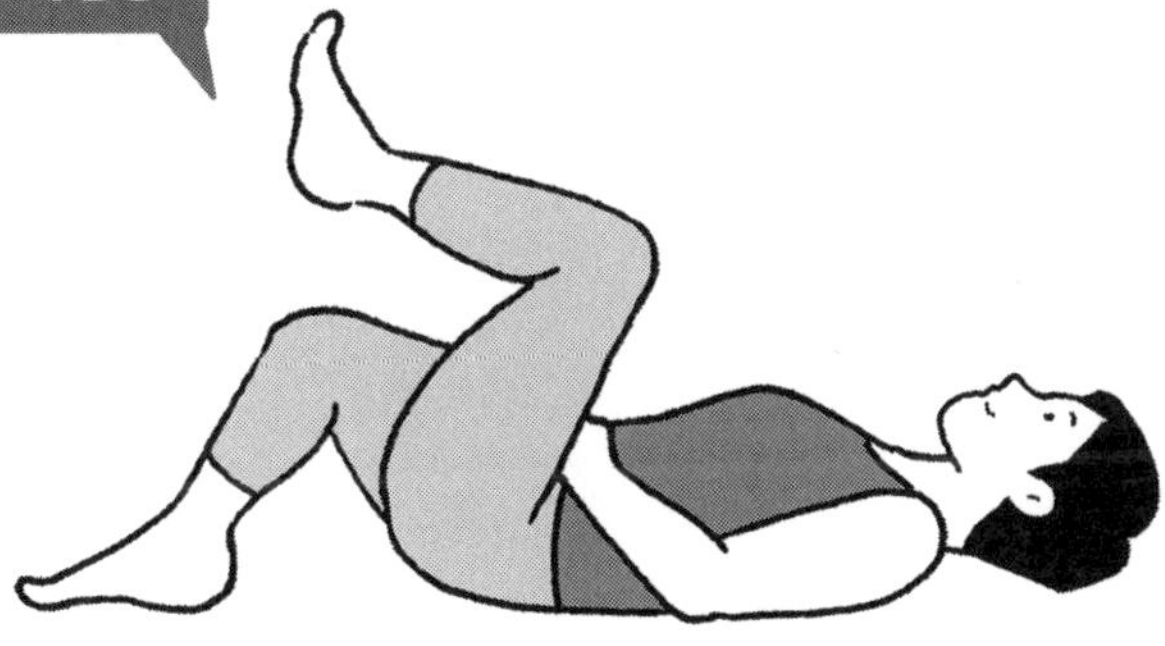

片足ごとに交互に上げる。ひざをお腹につけるように動かす。左右の足を交互に15回を目安に行う。

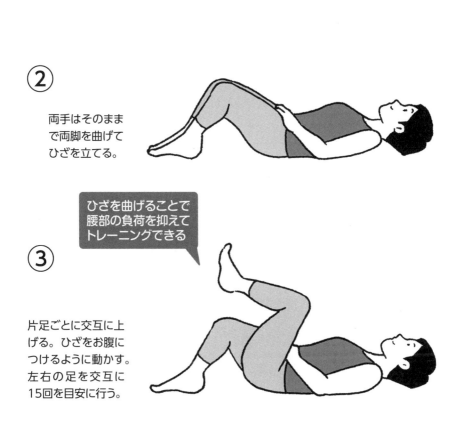

タオルプルダウン

①

肩幅より足を開き、両手でタオルを握って立つ。

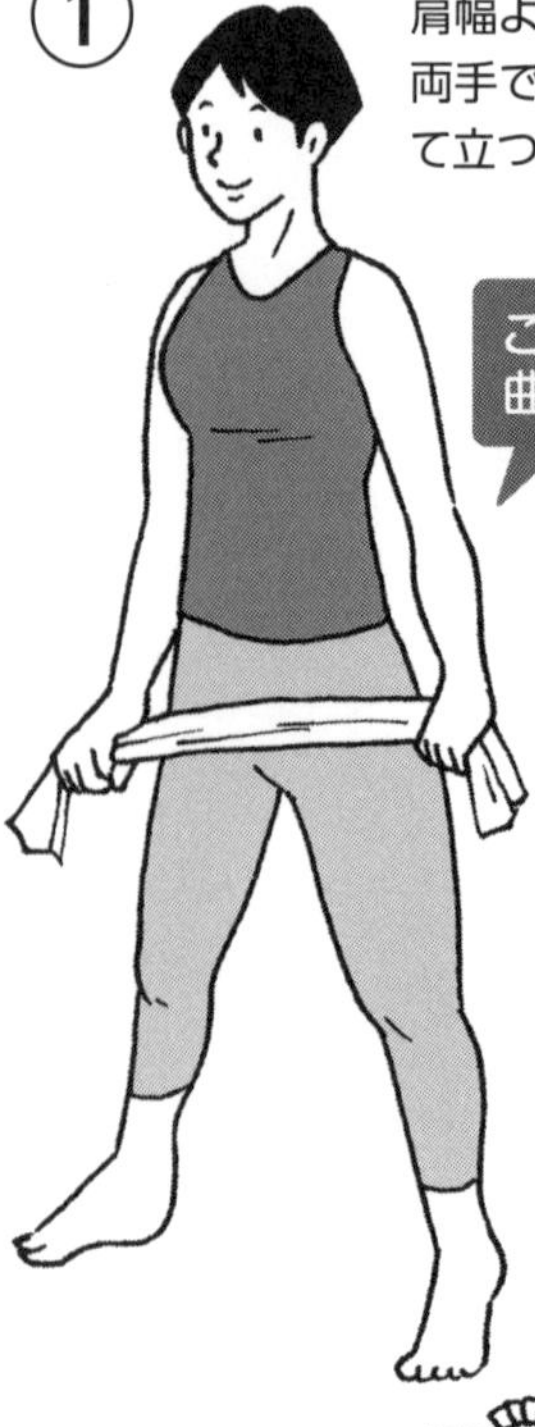

②

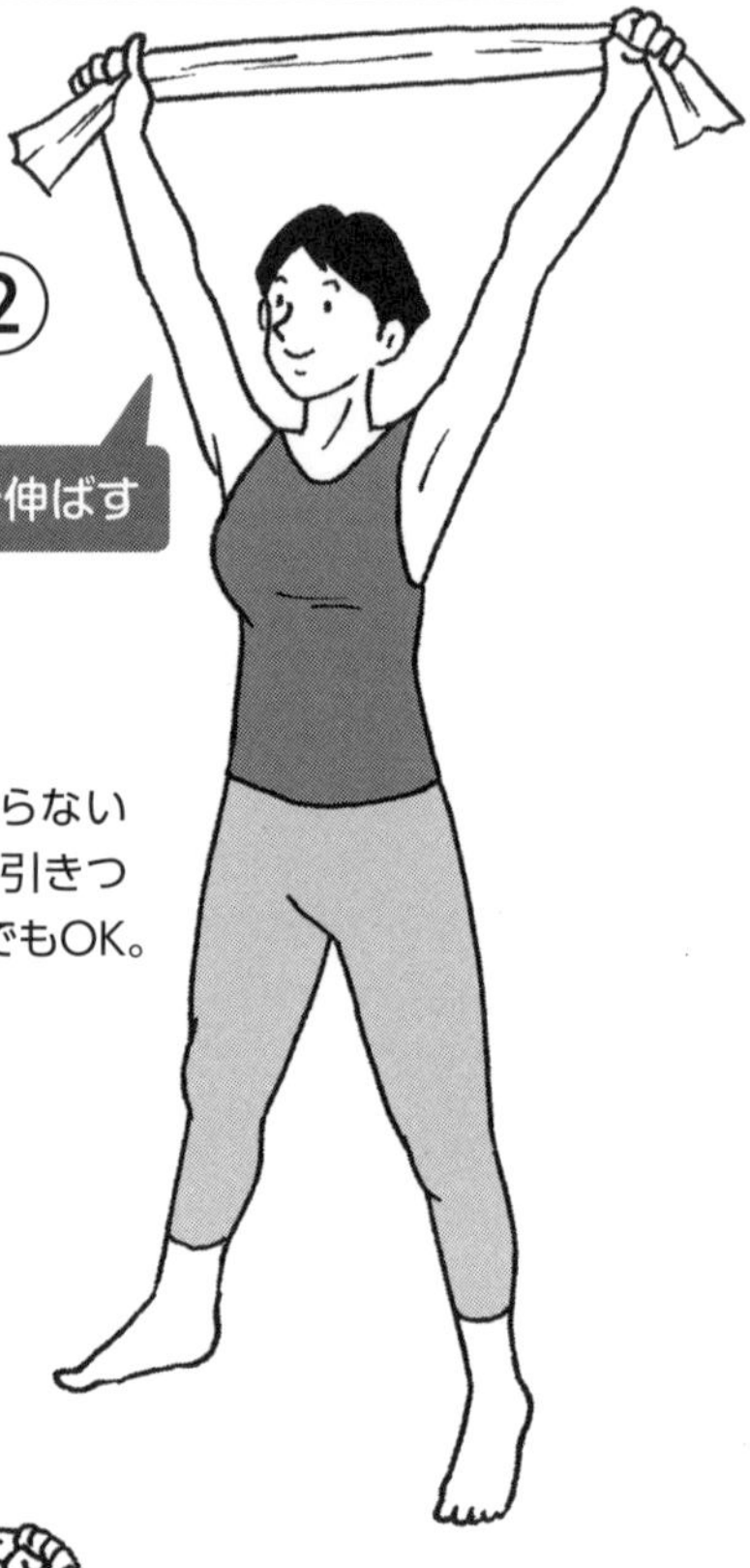

肩が高く上がらない人は胸の前で引きつけるやりかたでもOK。

③

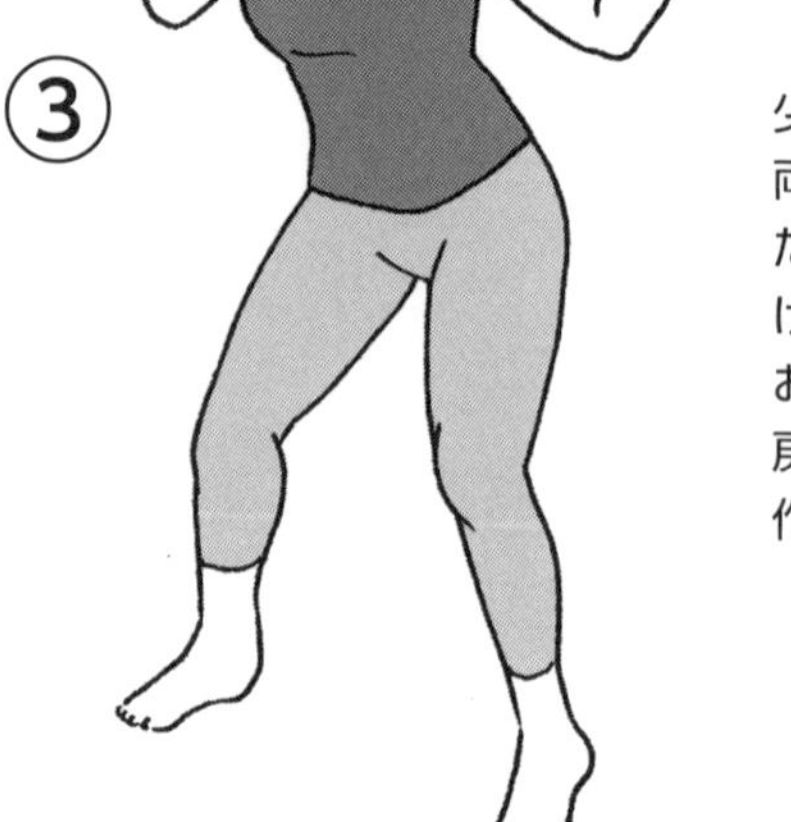

少し腰を曲げて立ち、両手でタオルを握ったまま背中にひきつけるようにゆっくりおろして元の位置に戻す。②〜③の動作を5回くり返す。

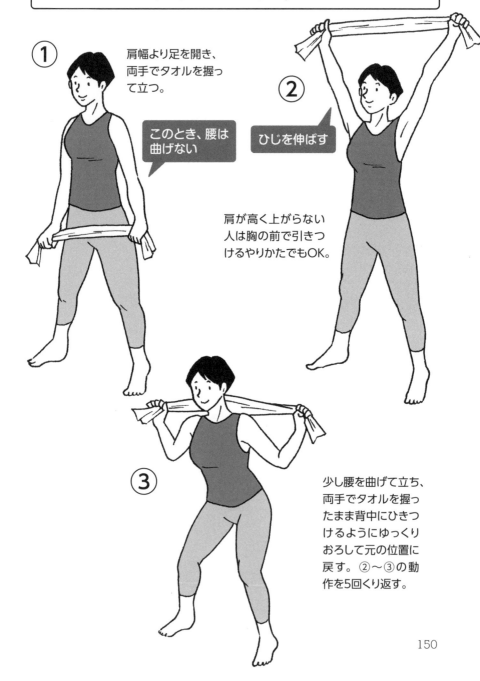

カーフレイズ

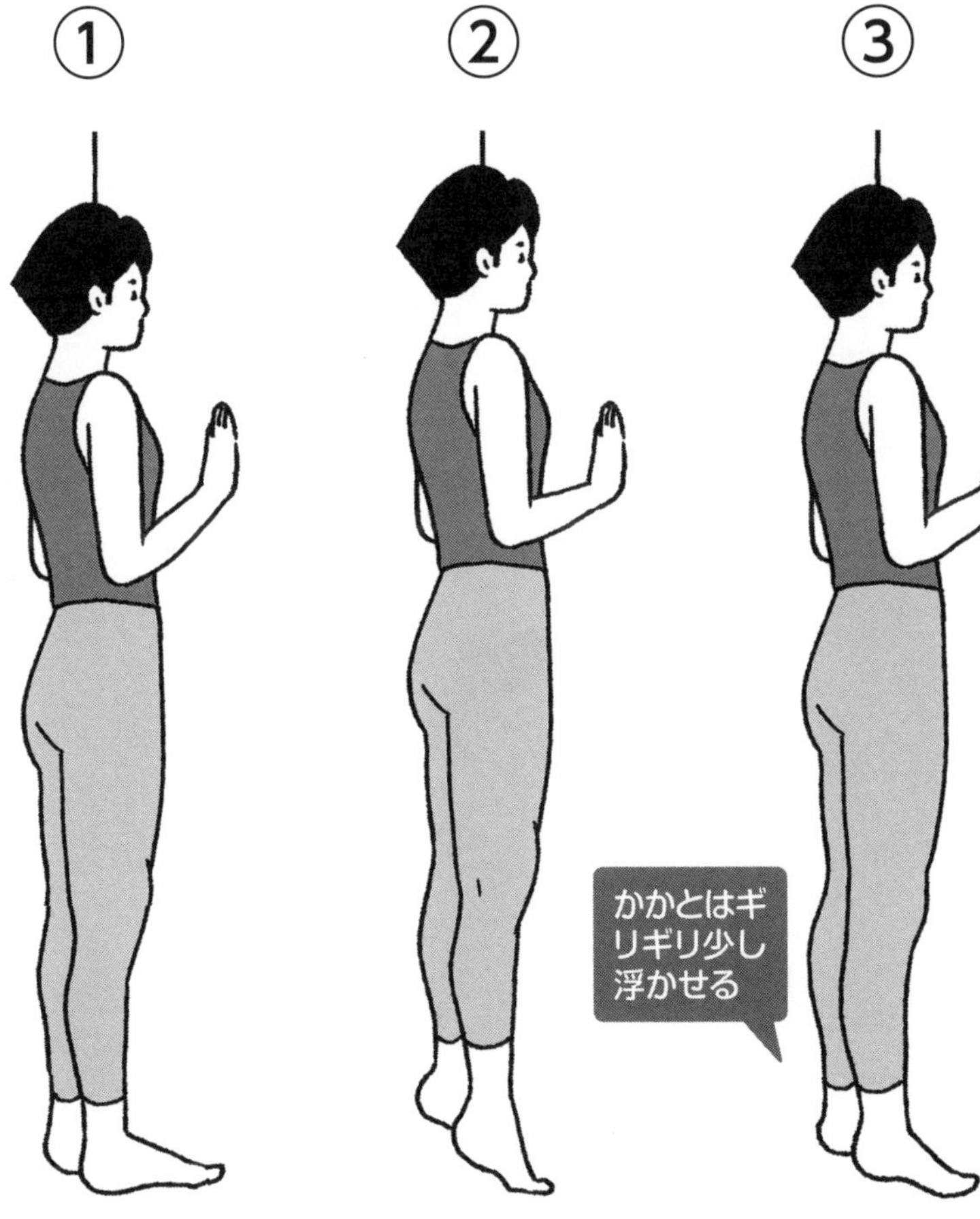

①壁やバーの前に立って両手を壁に添えて、両脚を肩幅に開いて立つ。

②壁やバーに両手を添えて体を支えたまま、かかとをゆっくり上げる。

③かかとを上げきったら今度はかかとをゆっくりと床スレスレまで下げる。②と③の運動を10回×2セットを目安に行う。

スロースクワット

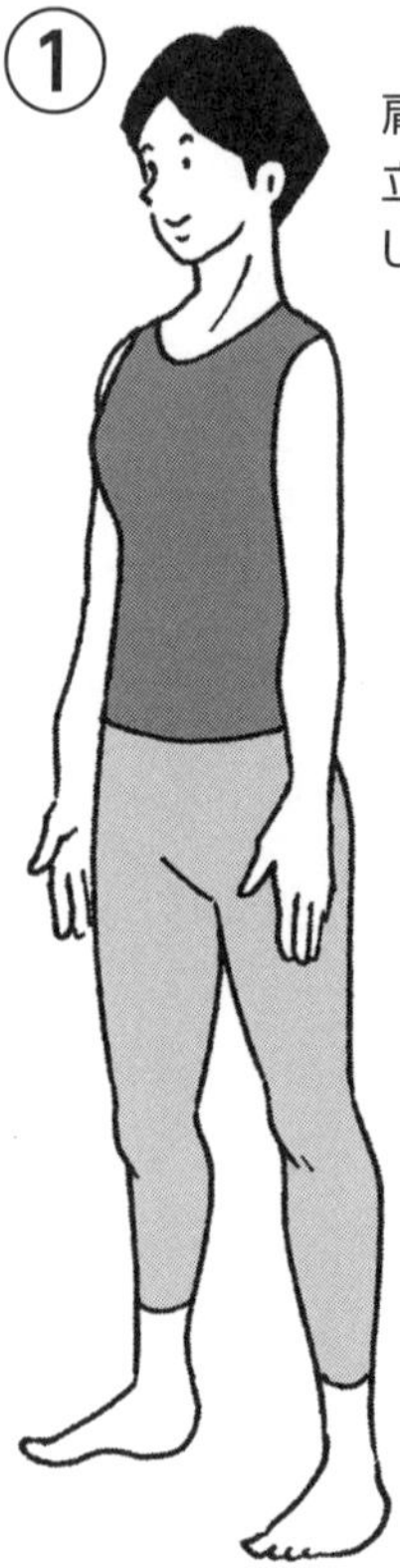

①

肩幅に足を開いて立つ。つま先は少しだけ外側に開く。

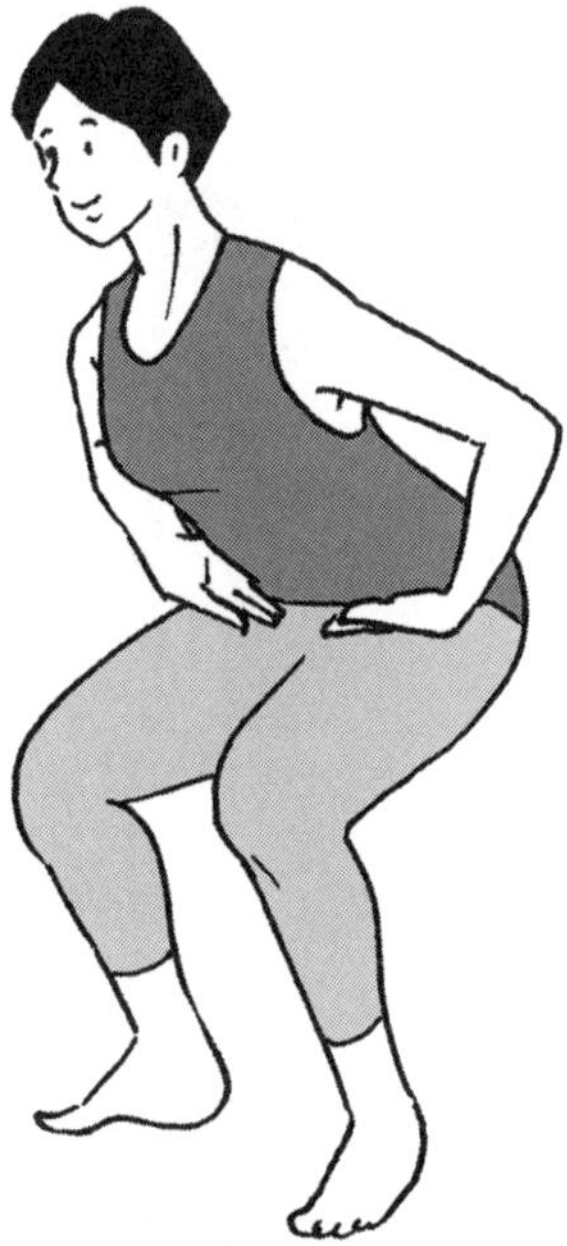

②

胸を張って背筋をピンと伸ばしたまま、太ものつけ根に手を添え、お尻を後ろへ引きながら、手をお腹と太ももではさむようにしてひざの角度が90度になるくらいまで5秒かけてゆっくり腰を落とす。

呼吸を意識する。つま先とひざは同じ方向に

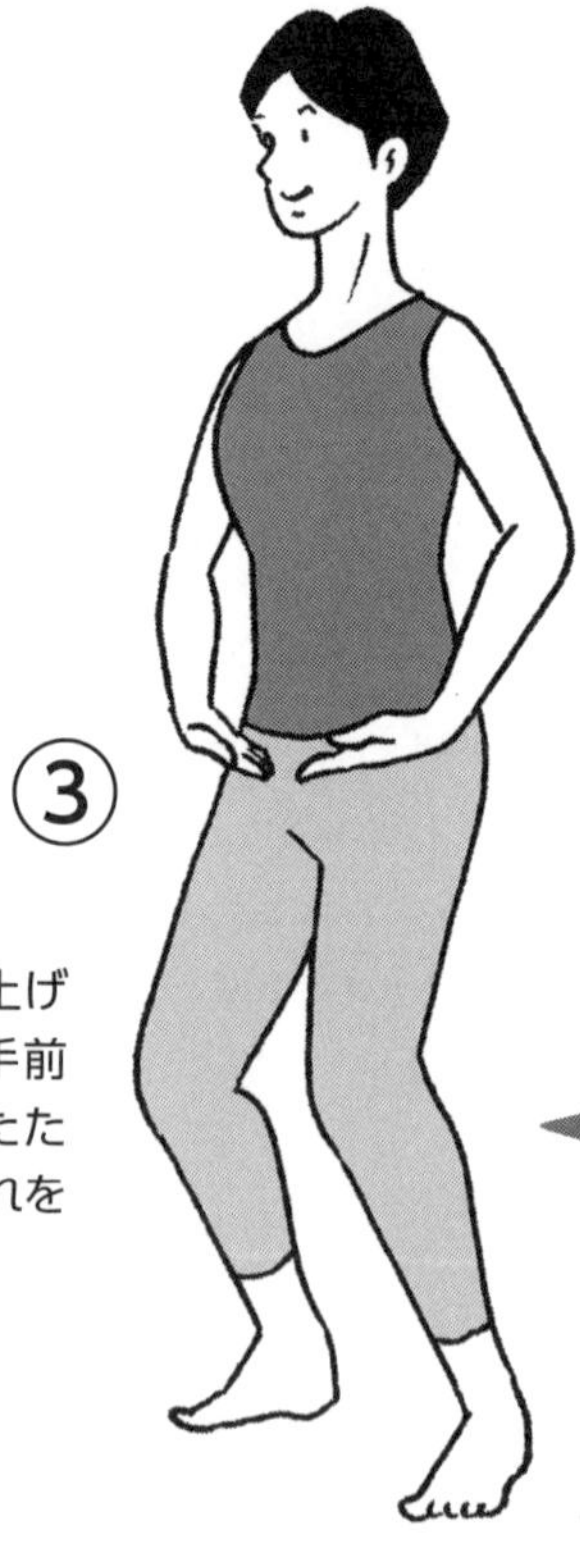

③

5秒かけてゆっくり腰を上げる。ひざを伸ばしきる手前で②の動作に戻り、ふたたび腰を落としていく。これを5回×3セットくり返す。

ひざはつま先よりも前に出さない。ひざに負担がかかり、痛めやすくなる

プッシュアップ

①

四つん這いになり、両手&
両ひざを床につく。

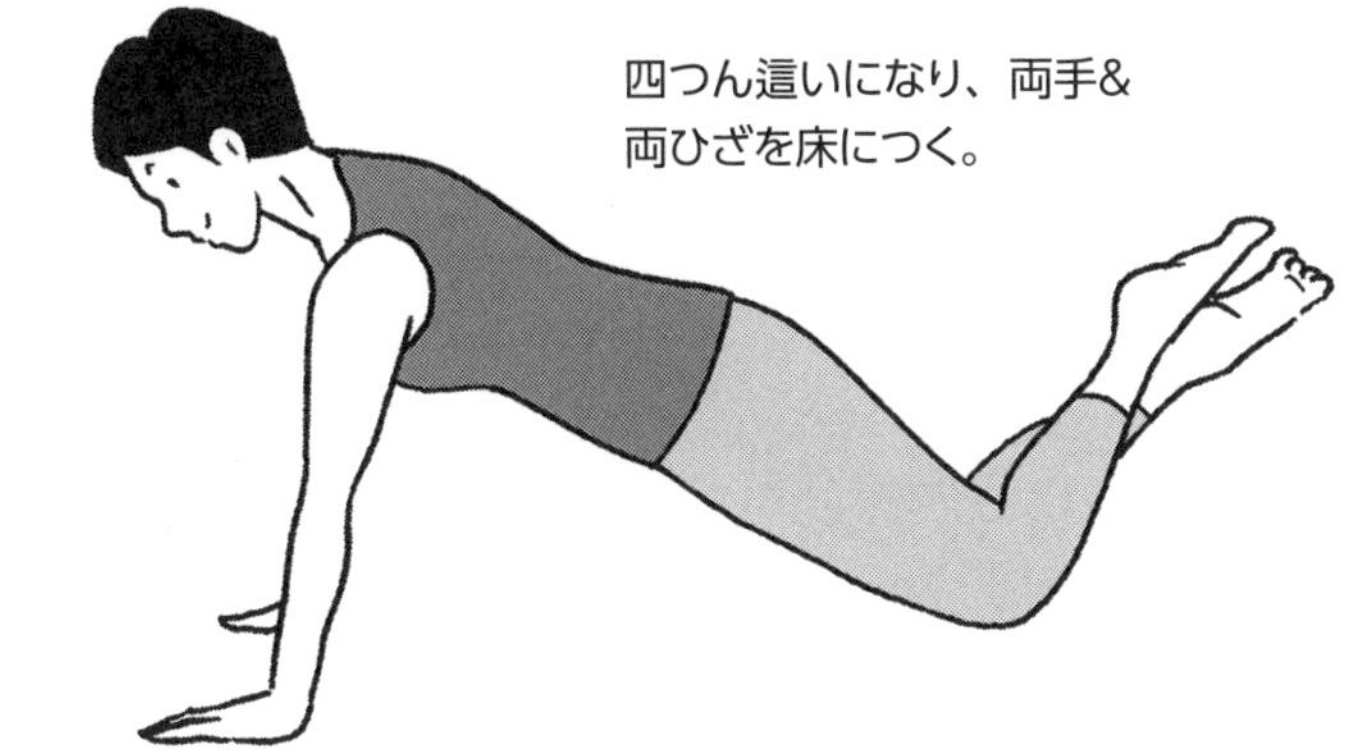

②

胸からひざまでまっすぐキープした
まま、顔が床にくっつくスレスレま
で5秒かけて両腕を曲げる。

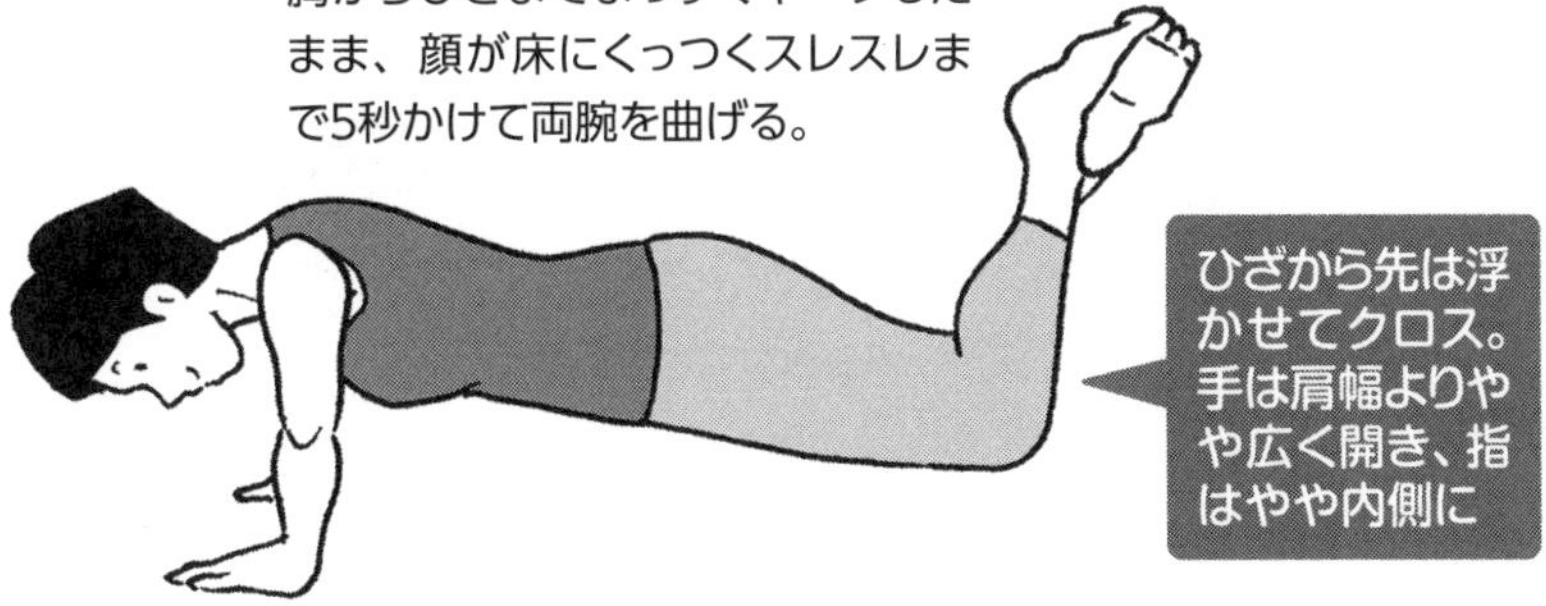
ひざから先は浮かせてクロス。手は肩幅よりやや広く開き、指はやや内側に

③

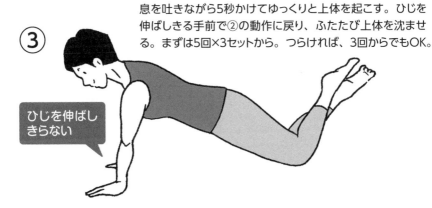

息を吐きながら5秒かけてゆっくりと上体を起こす。ひじを伸ばしきる手前で②の動作に戻り、ふたたび上体を沈ませる。まずは5回×3セットから。つらければ、3回からでもOK。

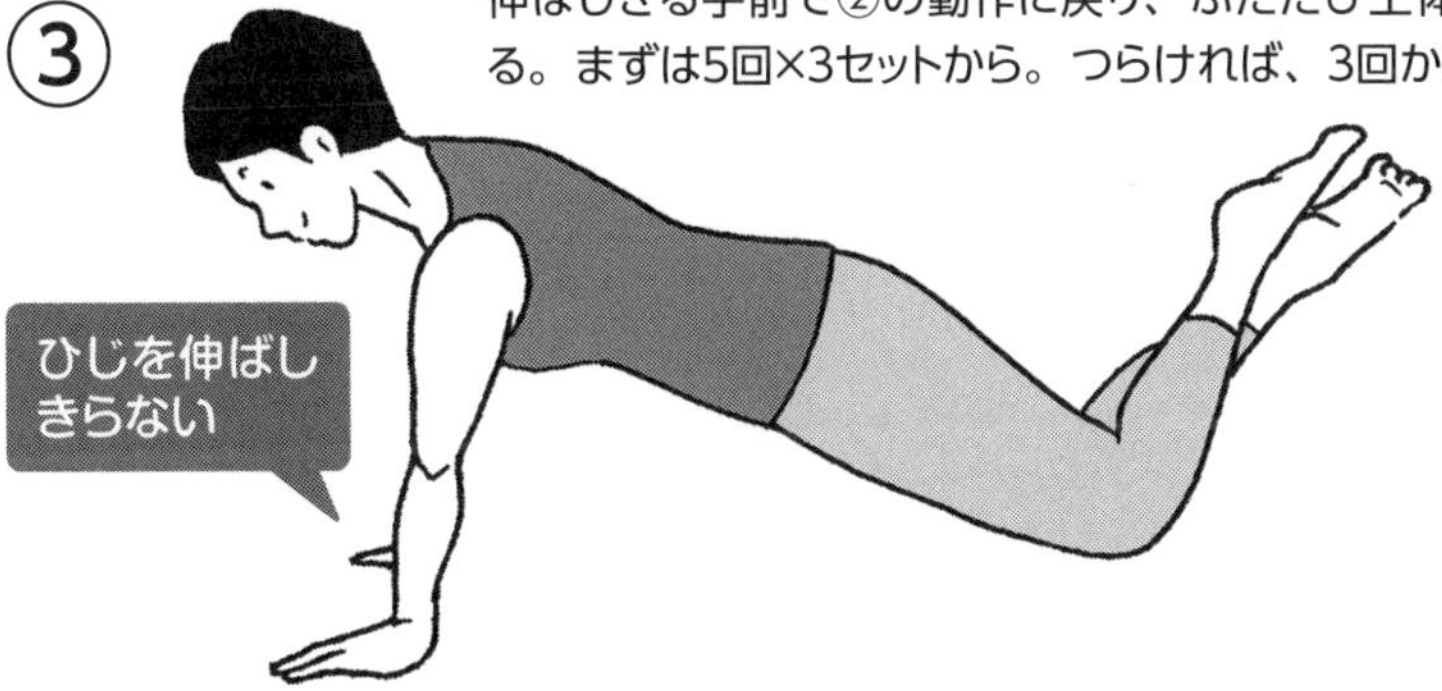
ひじを伸ばしきらない

トランクカールダウン

①

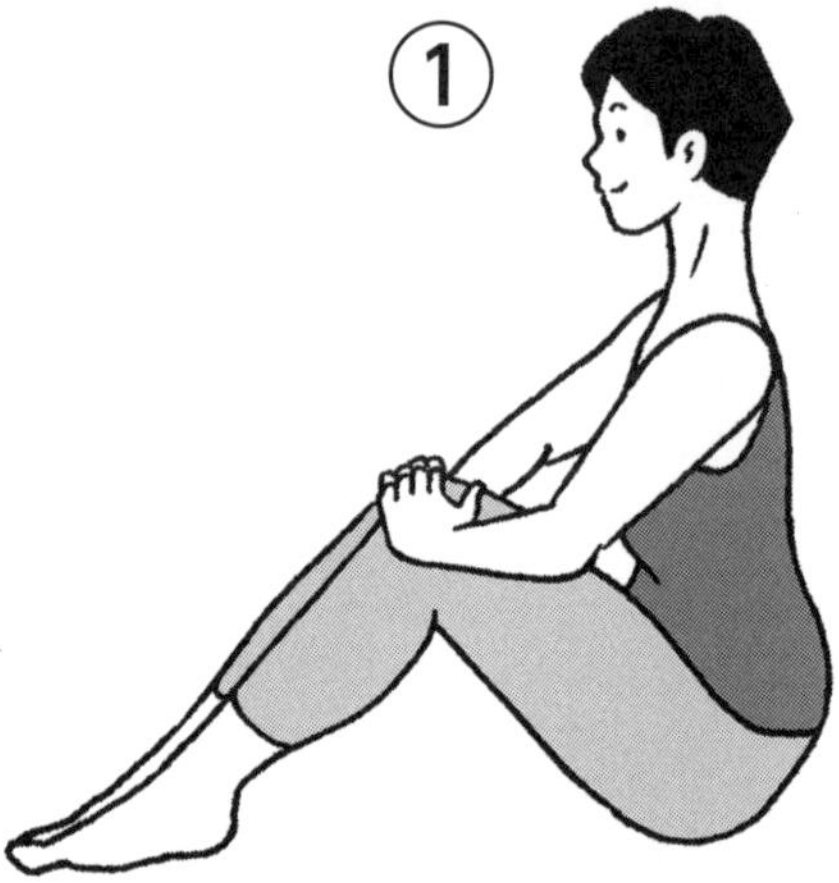

ひざを曲げて床にすわる。
背筋はまっすぐ伸ばす。

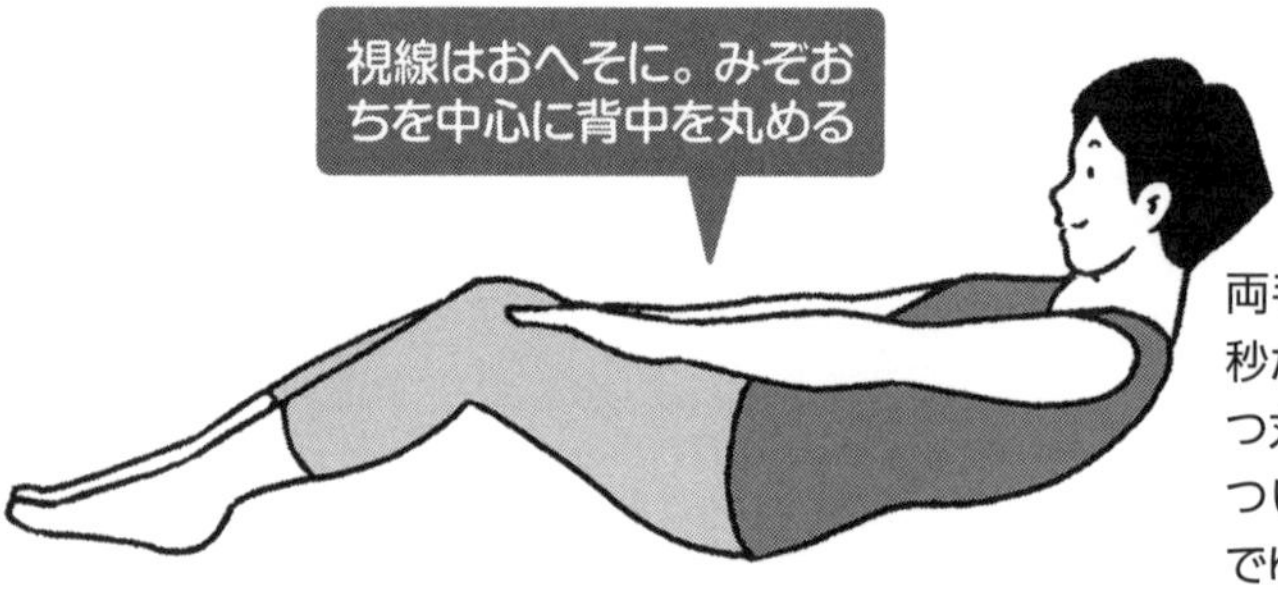
視線はおへそに。みぞおちを中心に背中を丸める

②

両手をひざに置き、5秒かけて背中を少しずつ丸めながら、ややきついと感じるところまでゆっくり上体を倒す。

③

足の裏は浮かせない。背筋を伸ばして胸を張りながら起こす

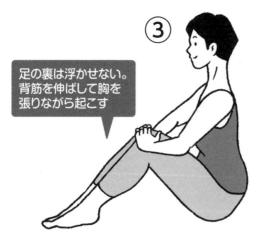

同じように5秒かけてゆっくり上体を起こし、元の姿勢に戻す。この①～③を5回×3セットから。

ニーアップ&バックキック

①
片手をいすの背にかけ、まっすぐ立つ。反対側の手は腰にあてる。

②
5秒かけて太ももが床と平行になる高さまで上げる。同時に軸足のかかとを上げ、つま先立ちをする。

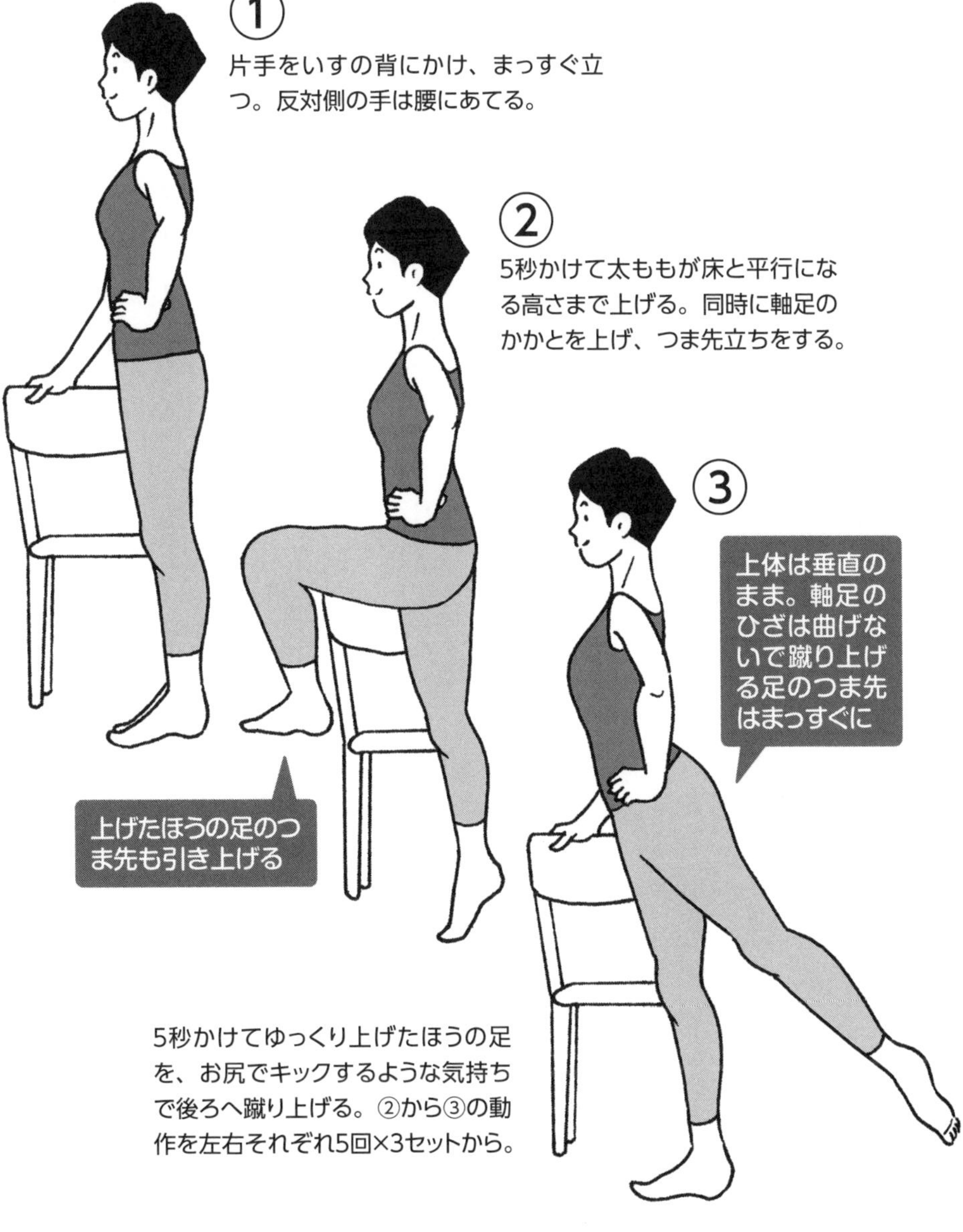
上げたほうの足のつま先も引き上げる
上体は垂直のまま。軸足のひざは曲げないで蹴り上げる足のつま先はまっすぐに

③
5秒かけてゆっくり上げたほうの足を、お尻でキックするような気持ちで後ろへ蹴り上げる。②から③の動作を左右それぞれ5回×3セットから。

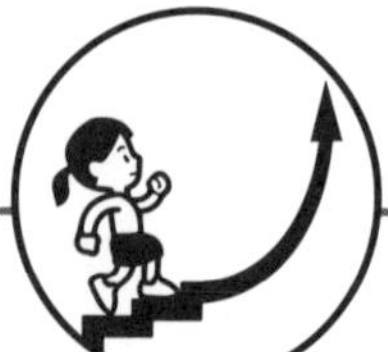

就寝前のストレッチで、リラックス効果と血流促進

血流を改善してスムーズに眠りにつくためにはストレッチでリラックス

ストレッチで筋肉がゆるむと心もリラックスできる

日中の活動の疲れがたまり、体が凝《こ》り固まってしまっていると夜、ふとんに入ってもなかなか寝つけなかったり、ようやく眠っても夜中に目が覚めてしまったりします。そういうときこそ就寝前にストレッチを行いましょう。

ストレッチとは意図的に筋肉や関節を伸ばす運動です。体をほぐすことで筋肉がゆるみ、血の巡りがよくなります。血液の循環がよくなることで、自律神経の活動も副交感神経が優位に働くので脳もリラックスした状態になり、ぐっすり眠れるはずです。

胸のストレッチ

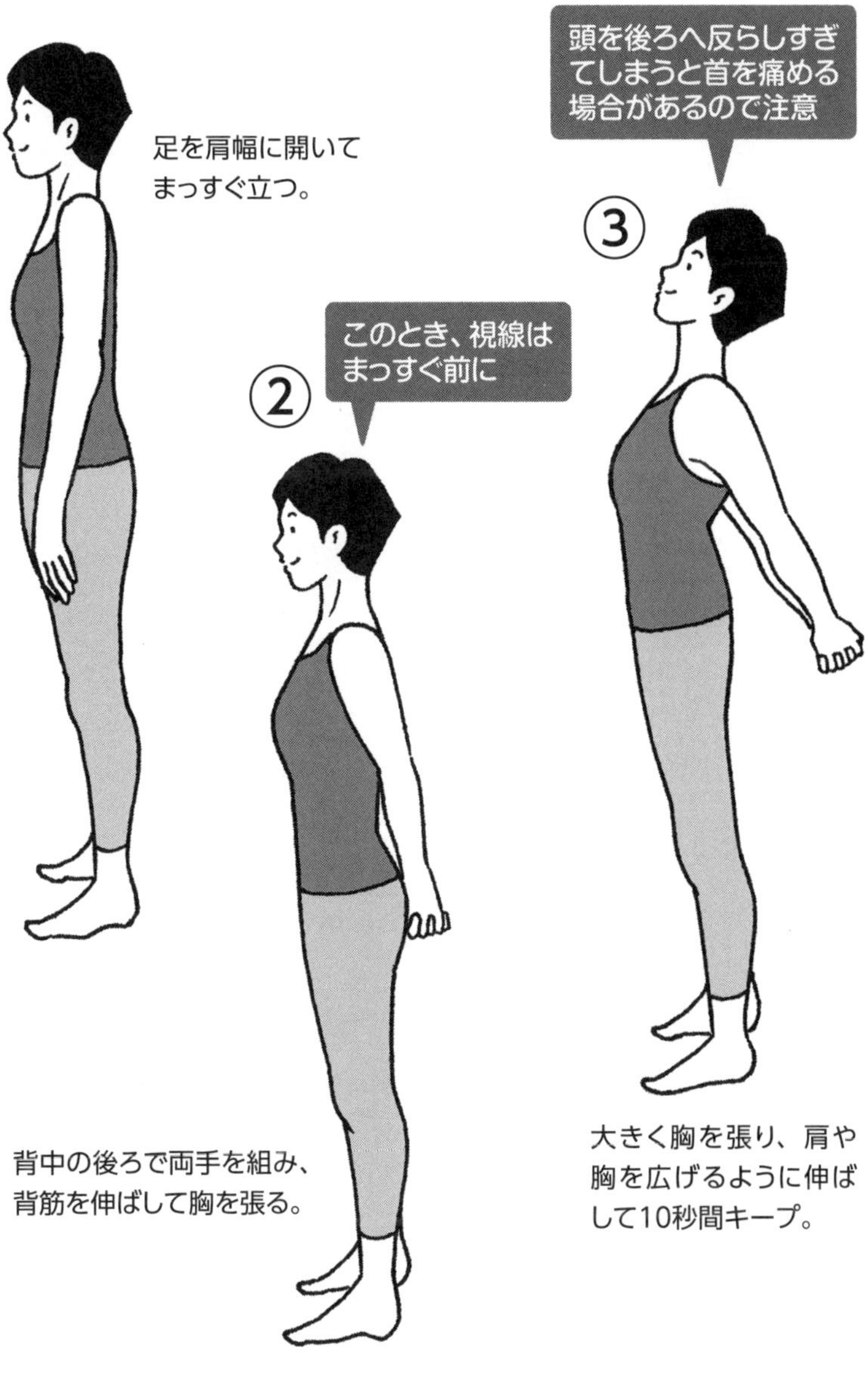

頭を後ろへ反らしすぎてしまうと首を痛める場合があるので注意
このとき、視線はまっすぐ前に

①
足を肩幅に開いてまっすぐ立つ。

②
背中の後ろで両手を組み、背筋を伸ばして胸を張る。

③
大きく胸を張り、肩や胸を広げるように伸ばして10秒間キープ。

体幹と肩まわりのストレッチ

①

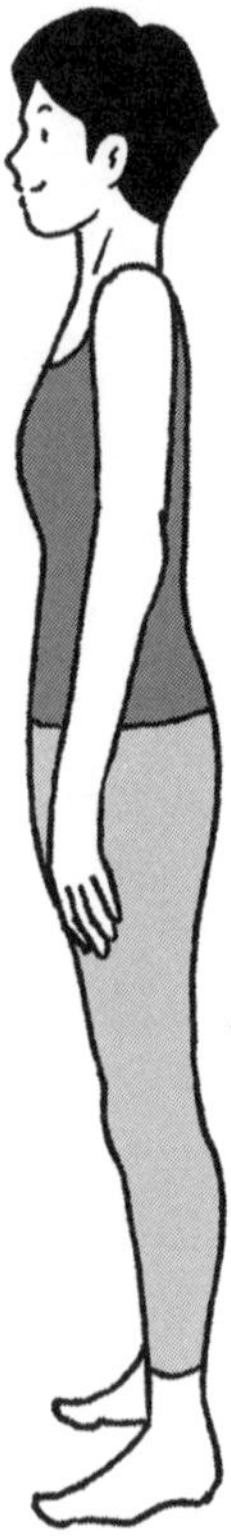

足を肩幅に開いて背筋
を伸ばしてまっすぐ立つ。

②

両腕はできるかぎり前
へ伸ばす。伸ばした先
で手の甲を合わせる

両腕をひねりながらゆ
っくり伸ばして背骨を
丸める。腕が伸びきっ
たところで10秒キープ。

③

お尻を突き出すと背中の
ストレッチにならないので、
体のラインに気をつける

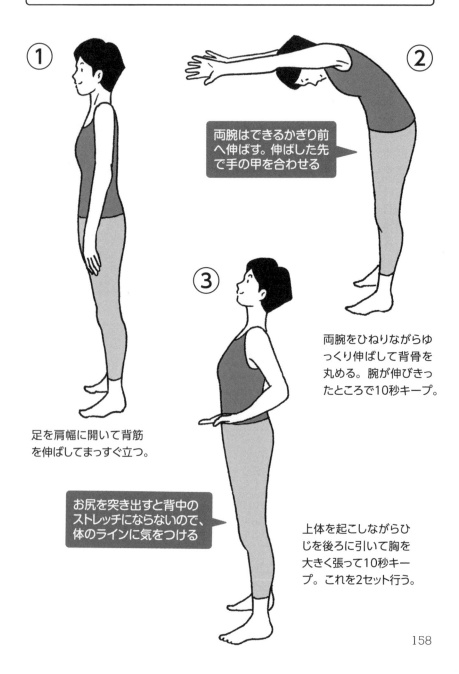

上体を起こしながらひ
じを後ろに引いて胸を
大きく張って10秒キー
プ。これを2セット行う。

背中のストレッチ

①

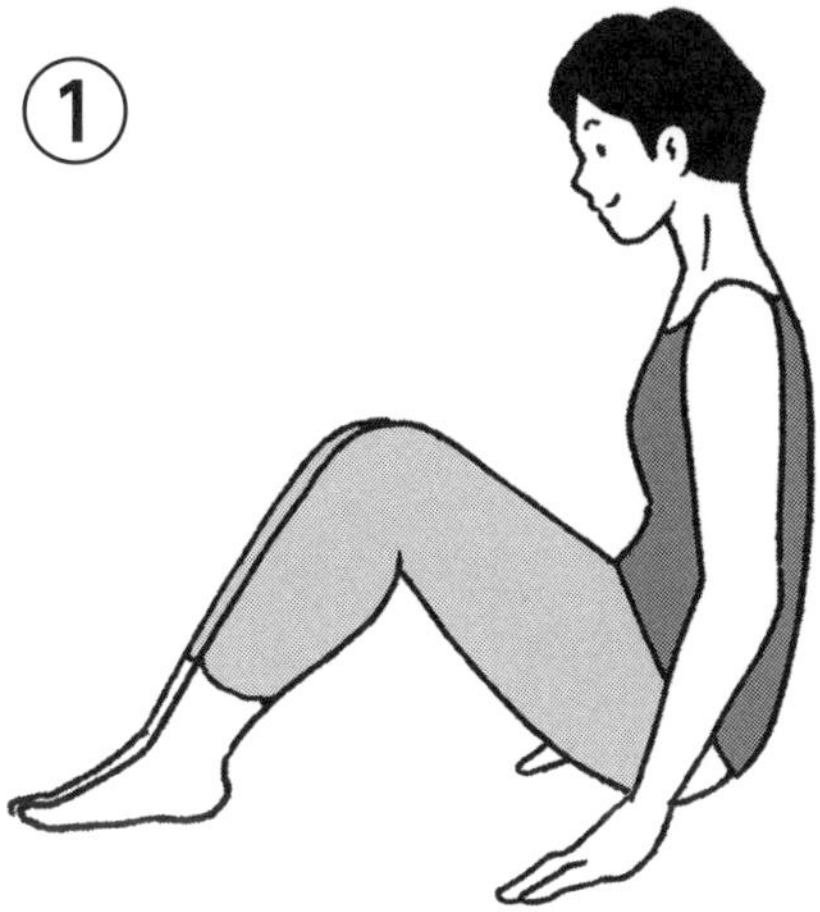

床にすわり、両ひざを曲げる。

②

両脚を揃える。視線は
前へまっすぐに

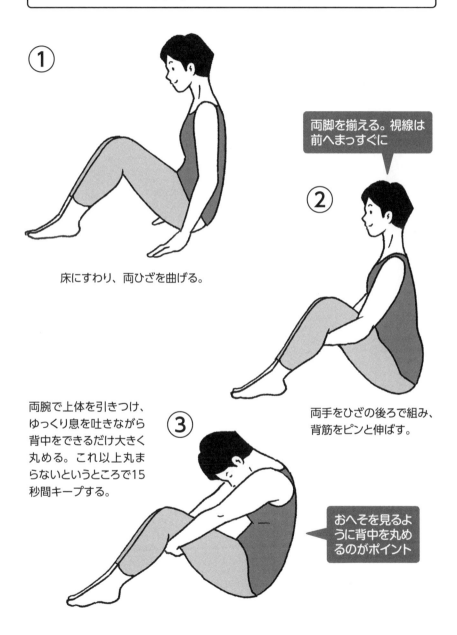

両手をひざの後ろで組み、
背筋をピンと伸ばす。

③

おへそを見るよ
うに背中を丸め
るのがポイント

両腕で上体を引きつけ、
ゆっくり息を吐きながら
背中をできるだけ大きく
丸める。これ以上丸ま
らないというところで15
秒間キープする。

お腹のストレッチ

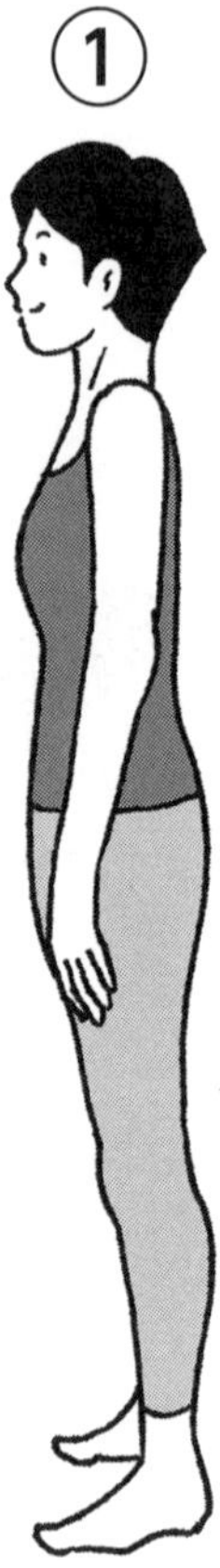
①

足を肩幅より開いて
まっすぐに立つ。

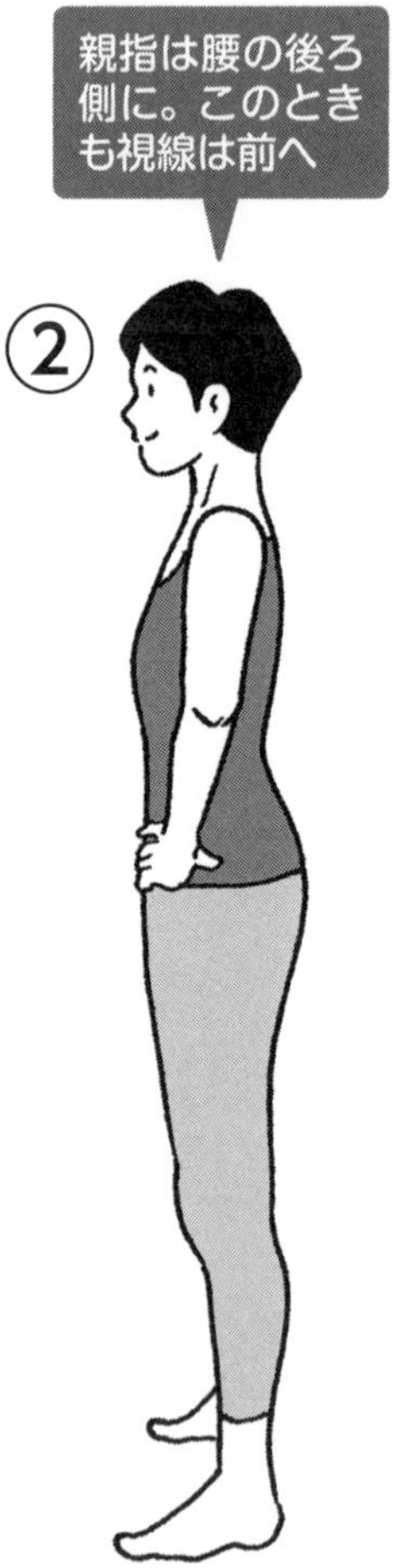
親指は腰の後ろ
側に。このとき
も視線は前へ
②

腰に両手をあてて背筋
をまっすぐ伸ばす。

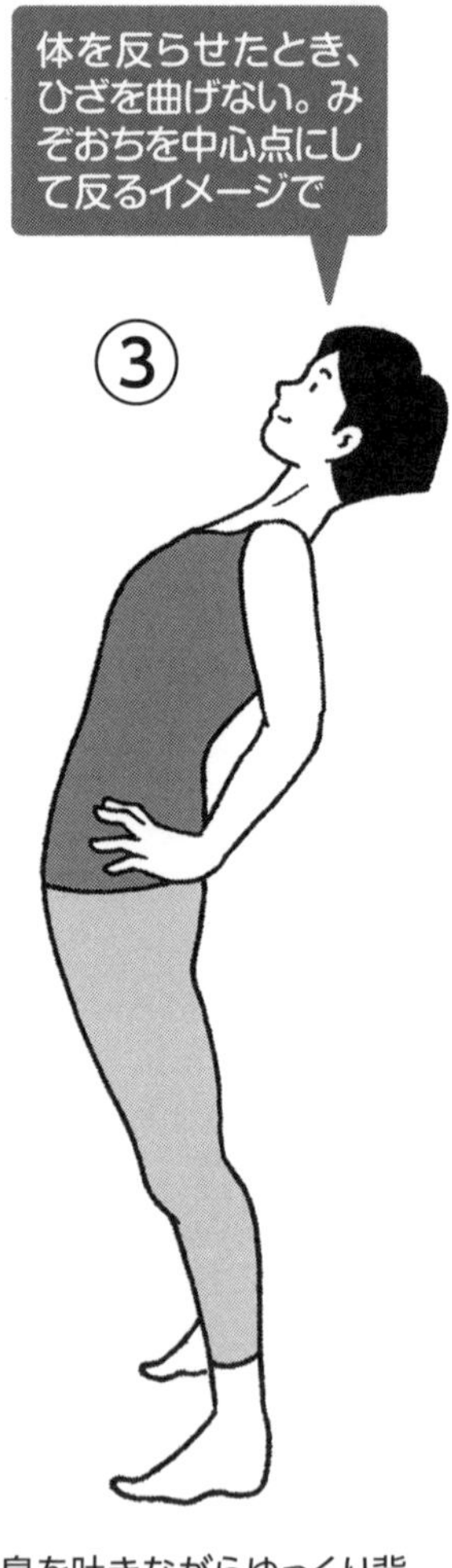
体を反らせたとき、
ひざを曲げない。み
ぞおちを中心点にし
て反るイメージで
③

息を吐きながらゆっくり背
中を反らせる。最大に反っ
たところで15秒間キープ。

ふくらはぎのストレッチ

①

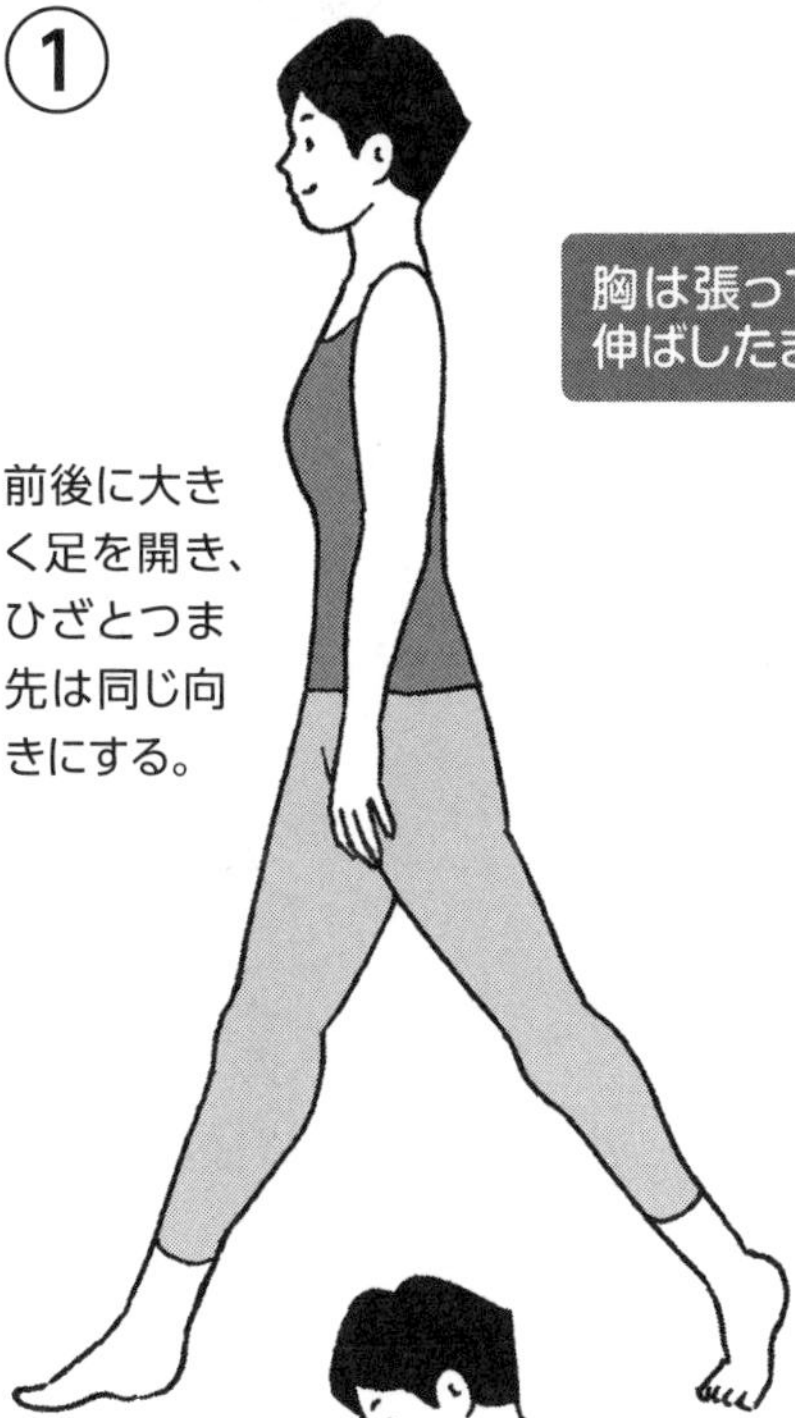

前後に大きく足を開き、ひざとつま先は同じ向きにする。

②

胸は張って背筋を伸ばしたままで

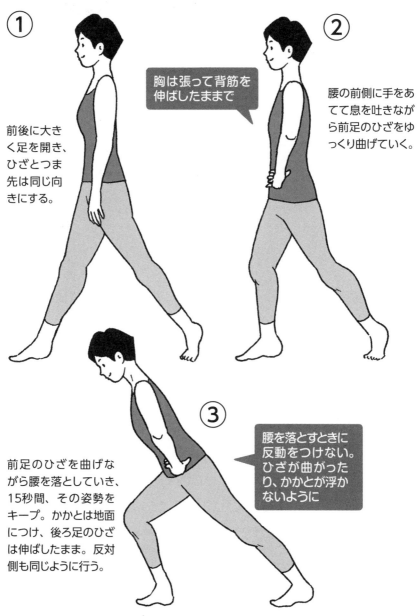

腰の前側に手をあてて息を吐きながら前足のひざをゆっくり曲げていく。

③

腰を落とすときに反動をつけない。ひざが曲がったり、かかとが浮かないように

前足のひざを曲げながら腰を落としていき、15秒間、その姿勢をキープ。かかとは地面につけ、後ろ足のひざは伸ばしたまま。反対側も同じように行う。

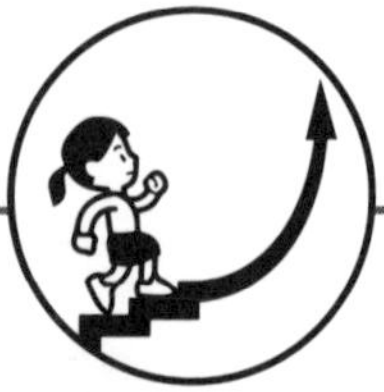

毎日続けることが大事！日常に小さな運動を取り入れる

テレビを見ながら、家事をしながらできる運動がある

「ながら」で体を動かす

軽いジョギングやウォーキングなど有酸素運動を続けることが血糖値をコントロールするのに有効だという説明をしましたが、何より大事なのは続けることだともお伝えしました。とはいえ、いきなり今の生活にジョギングやウォーキングの時間や、はたまたスポーツジムに通う時間を組み込むのは難しいと思います。

そんな人におすすめなのが、今の生活のなかで無理なく毎日続けられる小さな運動習慣をこまめに取り入れることです。少しの時間でも積極的に利用して体を動かしたり、家事などをしながら運動する〝ながら運動〟の実践をおすすめします。

日常の運動

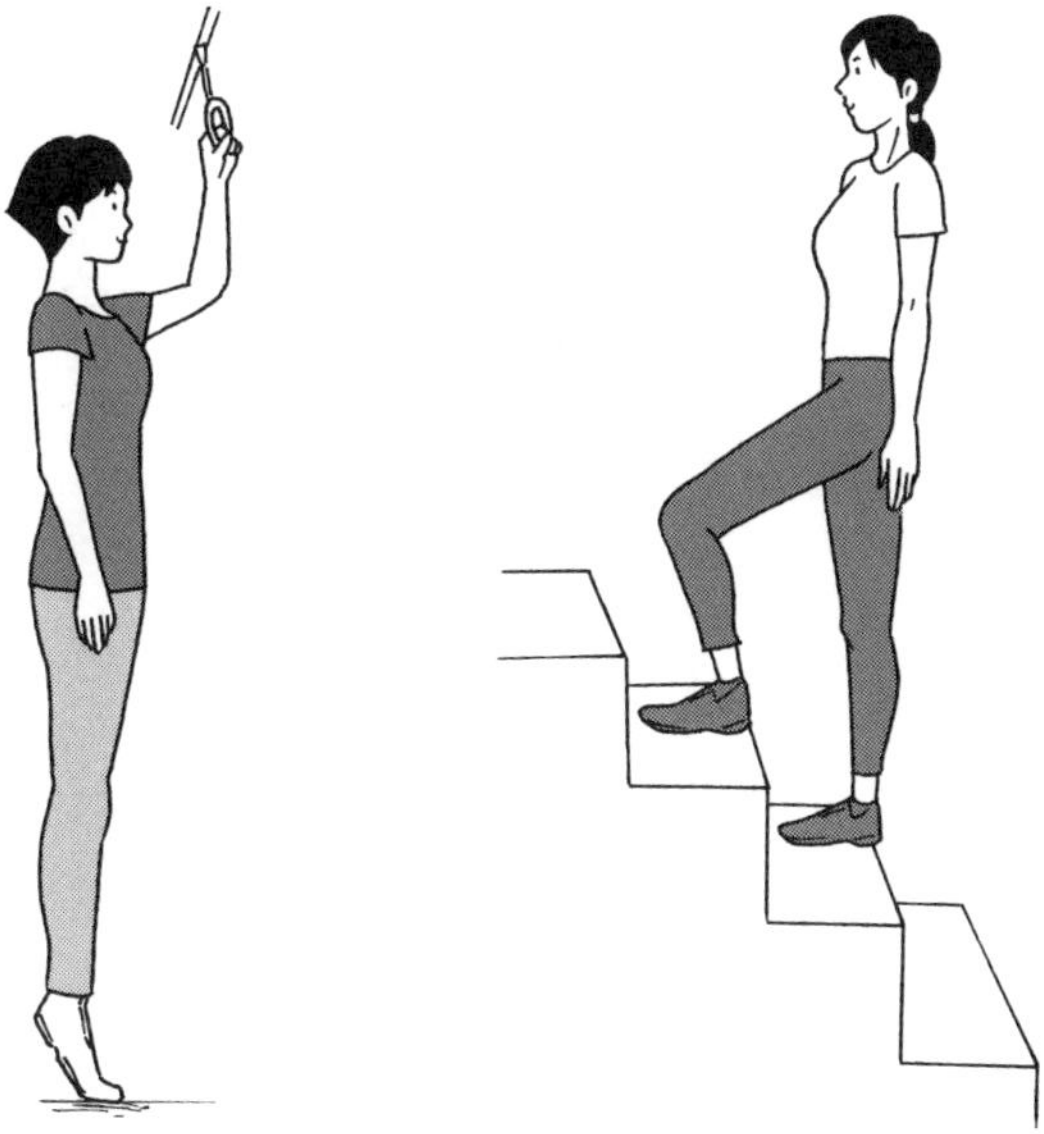

こまめな運動が大切です。

仕事中でも運動

電車やバスで通っている場合はひとつ前の駅、もしくは停留所で降りて歩きましょう。車内では座らないで立つようにします。つり革を持ったままかかとの上げ下ろしを行うのも、よい運動になります。

会社など勤務先ではエレベータやエスカレータを使わないようにして階段で移動します。デスクワークであれば、腹筋を意識した姿勢で座って作業を進めるようにしましょう。

できれば、1時間に1回はトイレ

に行ったり、お茶を入れたりなど自分の席から立ち上がって足を動かすようにしたいところです。長時間座り続けていると、エコノミークラス症候群のようになる可能性があるからなのです。

また、ランチは少し遠いところまで出かけていくように意識すると、それだけでいつもよりもたくさん歩くことができます。

家にいることが多い人の「ながら運動」

外出するときは、クルマやバイクをなるべく使わないようにしましょう。買い物や犬の散歩に出かける際は少し遠回りをして歩くようにします。

家事もよい運動になります。たとえば、掃除機はひと段落ついたら片手で高く持ち上げるだけで腕の筋トレになります。窓拭《ふ》きもひじの曲げ伸ばしを意識すると効果的です。

洗濯の合間にひざの曲げ伸ばしの動作で行えば、スクワット運動になります。洗濯ものを畳むときは正座をして座り、左側に置いた洗濯ものを畳んだら右側に置くようにすれば、体をねじる運動になります。

家でできる「ながら運動」

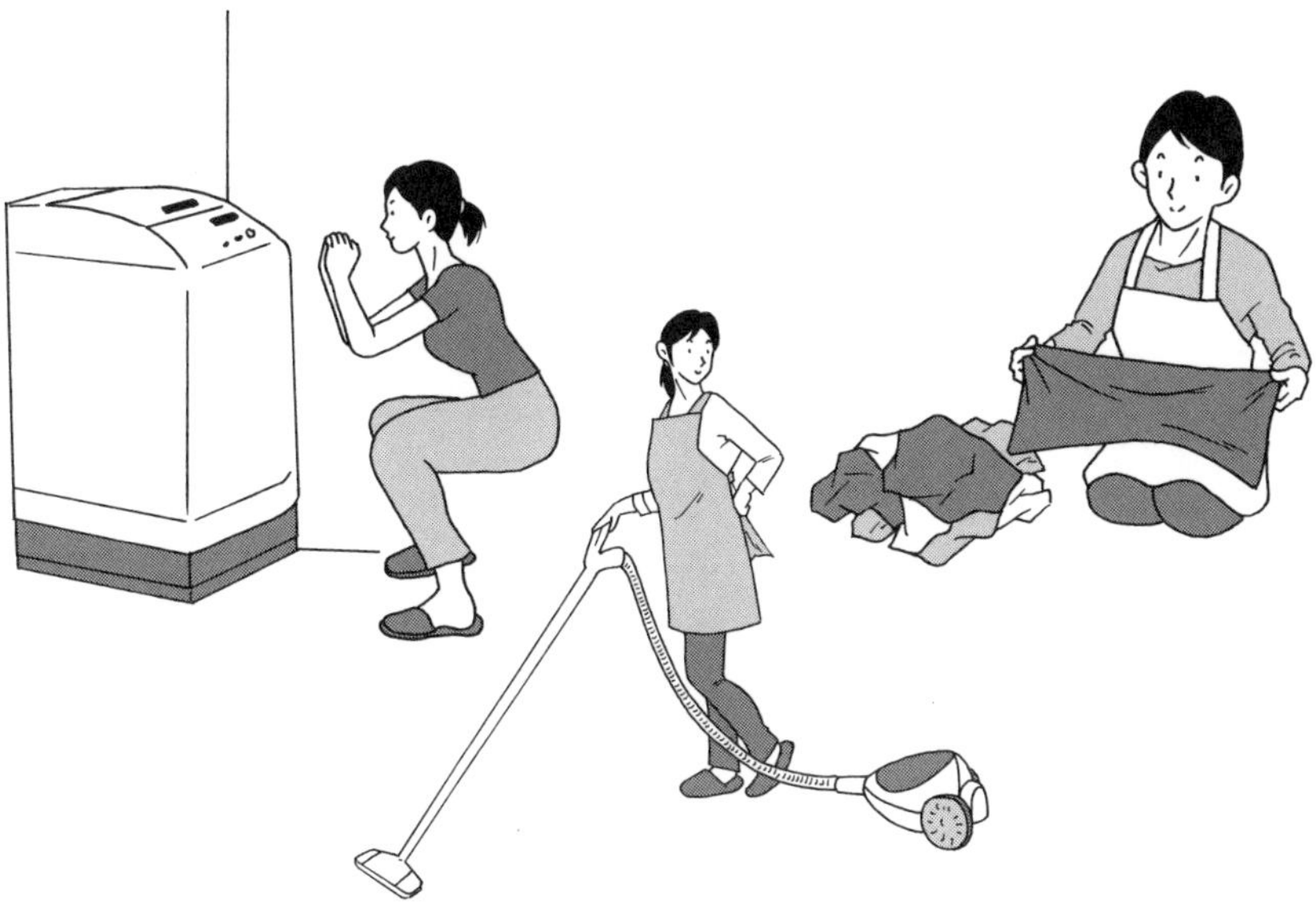

日々の掃除や洗濯の合間に運動しましょう。

キッチンで洗いものをしたり、調理をしているときは、つま先立ちをしましょう。足のむくみが改善し、筋肉も引き締められます。

また、調理中も、お湯が沸騰するまでの間など、ちょっとした待ち時間にスクワットをしてみてはいかがでしょうか。

なお、15～20分の掃除はだいたい同時間、速足で歩いたり、サイクリング、水中ウォーキングしたりすると同じくらいのエネルギー消費だといわれています。家事の時間も運動になっていると思うと、今まで以上に楽しんで家事をやれそうな気がしてきます。

テレビを見ている時間も有効活用できる

テレビを見ているときや、家事の合間の休憩時間など、何もしていないひとときも十分有効活用できます。たとえば、手を床に着いて足を持ち上げたり、手を後ろについてひじを曲げて体重を支えたり。もしくは、いすの背もたれに手をかけてスクワットをすることもできます。これも〝ながら運動〟です。

いすに座ったままで簡単にできる運動もあります。試しにリラックスタイムなどを利用して行ってみてください。

いすに腰かけたら両手を座面に置き、ひざを上げて、足首を左右にまわします。この動作を10回ぐらい行いましょう。同じような姿勢で太ももから下を持ち上げてゆっくり元の位置まで戻すという動作もやはり10回ぐらい行ってみてください。

もし、体力に自信がなかったり、もっと負担の軽い運動がよければ、座ったまま、足をちょっと浮かせて足首を上下させるだけでもＯＫです。

いすに座ってできる“ながら運動”

運動箇所	運動内容
ひざ下の運動	・両手を座面に置き、ひざを上げて、足首を左右にまわす（10 回程度） ・太ももから下を持ち上げてゆっくり元の位置まで戻す（10 回程度）
上半身の運動	・両手を前に出して肩ぐらいの高さで、ひじはゆるく曲げる程度にする。この姿勢のまま手首の先から力を抜き、ブラブラと上下左右に振る（10 回程度）

テレビを見ている時間などを有効活用しましょう。

こうしたひざ下を動かす運動は、ふくらはぎを刺激して血行を良くします。座ったままの状態なので体重が足にかかる負担も避けられるので、ひざの調子がよくない人などにもおすすめです。

余裕があれば、座ったまま手や肩を動かす運動も併せて行ってみましょう。

まっすぐ座ったまま、両手を前に出して肩ぐらいの高さで、ひじはゆるく曲げる程度にします。この姿勢のまま手首の先から力を抜き、ブラブラと上下左右に10回程度振ります。指先の血行を促すことができ、パソコンをよく使う人には効果てきめんです。

いすに座ったまま肩の上げ下げを10回程度行うのもおすすめです。スマートフォンを使っているとついつい前傾姿勢になりがち。ねこ背の姿勢が続くと首や肩、肩甲骨、腰など上半身がガチガチになり、血行もかなり悪くなります。**肩を上下に動かすだけで上半身がほぐれ、血行促進につながります。**

健康のために知っておきたい話④

寝転んだ状態でも、血糖値は改善できる

血糖値を改善するためには運動は必要不可欠です。

とはいえ、いつでも時間をとって運動ができるとは限りません。そこで、寝たままでも血糖値を改善させる方法を紹介します。

① 仰向けに寝転んで手と足をぶらぶらさせる

② 仰向けに寝転んで片足ずつ上げ下げをする

③ 仰向けに寝転んでひざをかかえて転がる

の3つです。これらには血流の改善や、基礎代謝の向上の効果があります。

寝ながらできるため、運動をできなかった日の寝る前に取り入れるといいでしょう。

寝ながらできるマッサージも紹介します。

○ふくらはぎの内側と外側を3回揉む

です。ふくらはぎは血流において重要なポイントになります。もみほぐすことで、血流の改善が促されて、代謝もUPします。

巻末付録

糖尿病の薬

これから紹介する薬は、すべて医師らによって体にもっとも効果のある、かつ安全な量が計算されています。 さらなる効果を期待して指定された量より多く飲むことは控えましょう。

ビグアナイド薬

肝臓から糖の放出を抑える作用と、インスリンの分泌を高める作用によって、血糖値を下げる飲み薬です。筋肉が糖の取り込みやすくしたり、小腸での糖の吸収を抑制したりといった働きもあります。低血糖も体重増加も起こりにくいため、世界中でもっとも使われています。

ただし、高齢者には食欲不振、吐き気、便秘、下痢などの副作用があります。なお造影剤を使用する検査前とたくさんお酒を飲む場合は使えません。

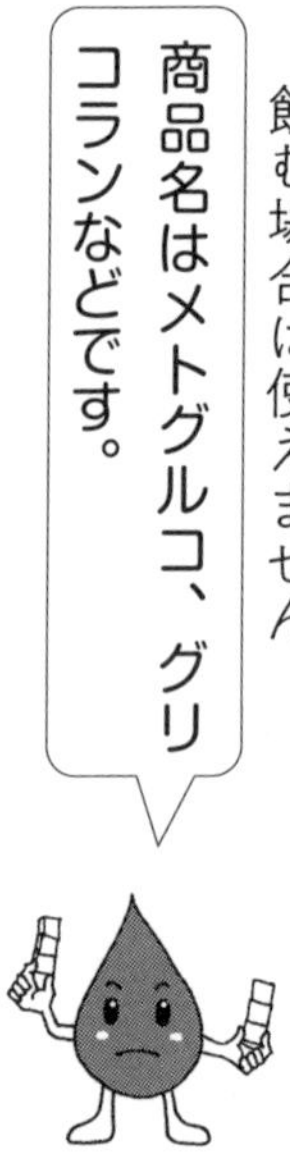
商品名はメトグルコ、グリコランなどです。

スルホニル尿素（SU）薬

すい臓のβ細胞を刺激し、インスリンの分泌を促進することで血糖値を下げる薬です。これを最大限に使っても血糖コントロールがうまくいかないときには、インスリンを導入することが検討されます。

副作用として低血糖や体重増加、意識障害などが考えられます。商品にはグリベンクラミド（ダオニール、オイグルコン）、グリクラジド（グリミクロン）、グリメピリド（アマリール）などがあります。

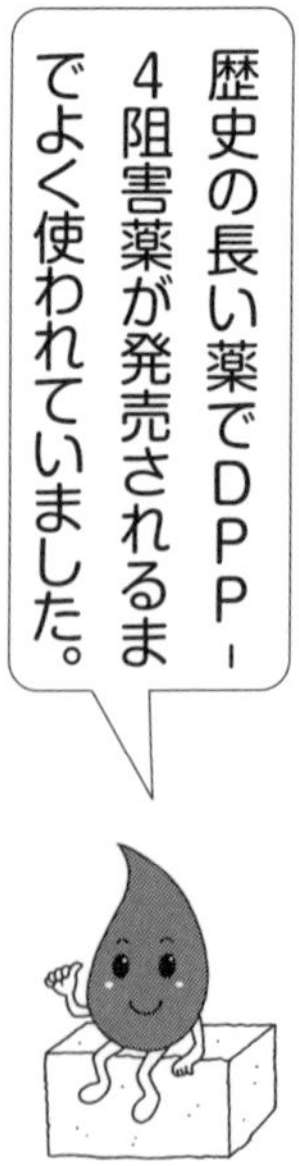
歴史の長い薬でDPP-4阻害薬が発売されるまでよく使われていました。

DPP-4阻害薬

DPP-4阻害薬はインクレチンが分解されないようにしてインスリンの分泌を促す飲み薬です。

インスリン分泌が低い日本人には高い効果があります。1日1回飲むタイプが一般普及していますが、1日2回の場合や週1回飲むタイプもあります。近年広く使われています。低血糖となる可能性が少なく、体重が増加しづらいのも重宝がられる理由。副作用に低血糖、便秘があります。

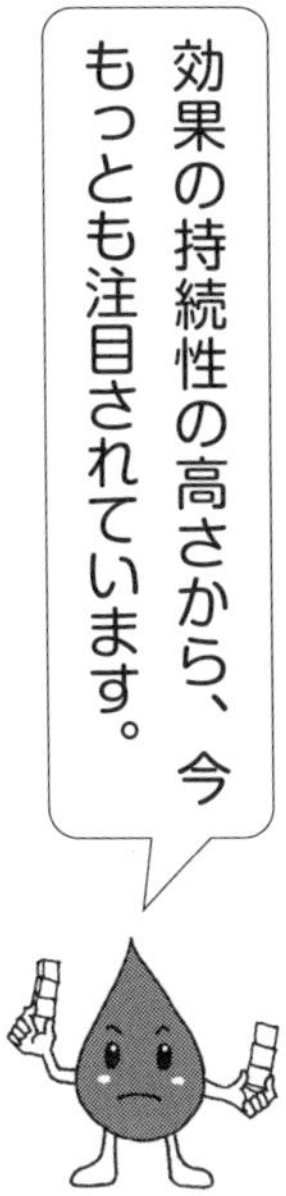
効果の持続性の高さから、今もっとも注目されています。

SGLT2阻害薬

尿細管から血液中へブドウ糖がふたたび取り込まれるのを防ぎ、尿中に糖を出して血糖を下げる薬です。服用するといったん体重が減るほか、低血糖、尿路・性器感染、脱水、頻尿、皮膚症状などの副作用もあります。とくに高齢者や体調不良、脱水症状のときは重い副作用が出ることも。

ただ、インスリン分泌と直接関係しないため、単独の使用では低血糖となる可能性が少ない薬です。また、心不全の薬として最近注目されています。

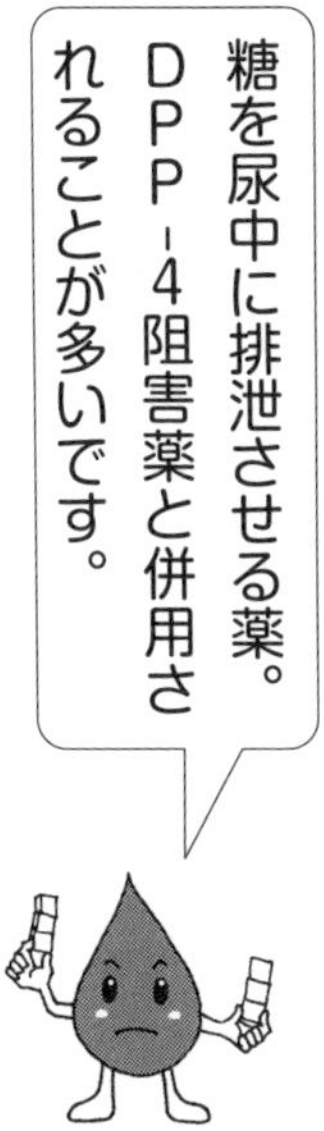
糖を尿中に排泄させる薬。DPP-4阻害薬と併用されることが多いです。

GLP-1受容体作動薬

血糖値が高いときにインスリンの分泌を促し、グルカゴン分泌を抑制し血糖を下げます。食欲を低下させ体重を減少させる効果があります。おもな副作用は食欲不振、吐き気、便秘、下痢などです。

以前は注射薬がメインでしたが、内服薬も開発されています。1日1～2回投与の短期作用型のほか、1週間に1回投与の長期作用型もあります。

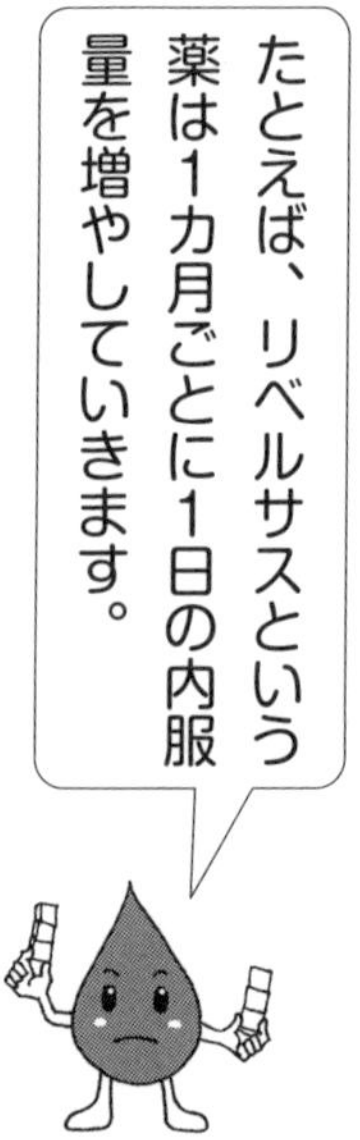
たとえば、リベルサスという薬は1カ月ごとに1日の内服量を増やしていきます。

α-グルコシダーゼ阻害薬

小腸からの糖分の消化・吸収を遅らせて食後の高血糖を抑える薬です。糖の吸収を抑制するため、砂糖などの二糖類は吸収するのに時間がかかり、低血糖の対応は遅いので、この薬を飲んでいる人が低血糖のときには砂糖ではなくかならずブドウ糖を服用します。

グルコバイ、ベイスン、セイブルが先発品の名前です。

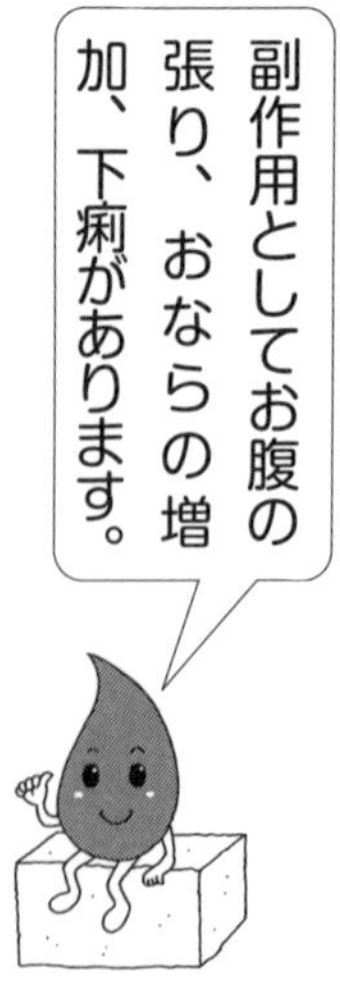
副作用としてお腹の張り、おならの増加、下痢があります。

チアゾリジン薬

インスリンの体に対する効き目を改善し、肝臓での糖の放出を抑えることで血糖値を下げます。巨大化した脂肪細胞を小型にする効果もあります。おもな副作用はむくみ、急激な体重増加など。最初に発売された商品名はアクトス、後発品としてピオグリタゾンという製品があります。

単独の使用では低血糖となる可能性が少ないですが、心不全の患者には投与してはいけない薬なので注意が必要です。

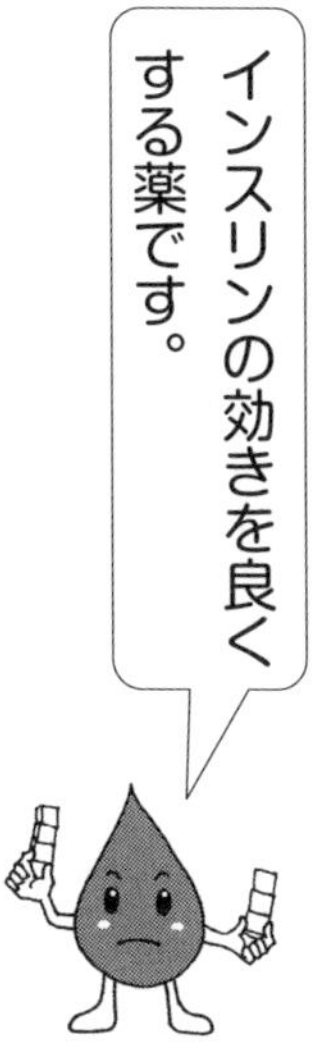
インスリンの効きを良くする薬です。

GIP／GLP-1受容体作動薬

血糖に応じてすい臓からのインスリン分泌を促し、そのインスリンの作用で血糖値を下げるようにする薬です。低血糖を起こしにくくするなど血糖改善のほか、体重減少の効果もあるため注目されています。

使い切りタイプの皮下注射を週1回投与し、GLP-1のように1カ月ごとに用量を増やしていきます。なお、吐き気、嘔吐、便通異常、食欲減退などの副作用があります。

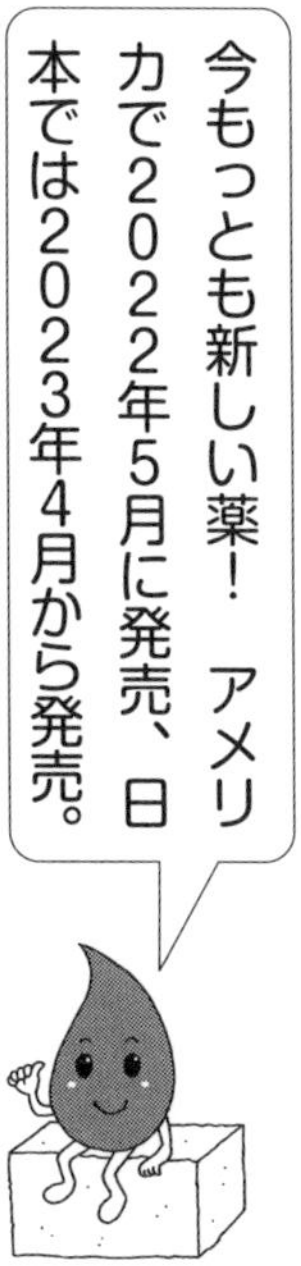
今もっとも新しい薬！ アメリカで2022年5月に発売、日本では2023年4月から発売。

おわりに

本書で紹介してきた内容は、私が医師として読者のみなさんに伝えたいことばかりです。血糖値を気にする人はとても多いため、インターネットも含め、巷にはさまざまな情報が飛び交っています。その中にはもちろん有効だろうと思われるものもありますが、そうでない情報もあります。

まず最初に説明した、健康診断表の見方、血糖値と臓器の関係、女性特有のホルモンであるエストロゲンとの関係は、ただ数値を下げるためでなく健康に暮らしていくために必要な情報です。

糖尿病になって恐ろしいのは、何の症状も出ない時期が続いていて、急に重大な症状が現れることです。

とくに3大合併症になると、命の危険すらあります。もし、血液検査の結果に少しでも異常があれば、本書で紹介したメソッドを実践しましょう。血糖値やHbA1c自体の知識だけでなく、自宅での生活習慣改善のヒントになるでしょう。最後の薬の情報も、知っておいて損はありません。

みなさんが本書をもとに正しい知識を得て、健康にすごせる時間が少しでも長くなることを願っています。

植田勝廣

■監修者
植田　勝廣（うえだ　かつひろ）
1969年、奈良県生まれ。奈良県立医科大学大学院卒業。総合内科専門医、医学博士。済生会奈良病院を経て、田北病院内科部長。認定産業医、Infection Control Doctor、抗菌化学療法指導医、日本感染症学会指導医なども取得。著書に『内科医がズバリ答える その健康法は○か×か』、監修書に『女性のコレステロール・中性脂肪を改善する本』（ともにメディアパル）がある。将棋アマチュア2段。

■スタッフ
編集・構成・DTP／造事務所
文／いのうえりえ
イラスト／榎本タイキ、イラストAC
装丁・本文デザイン／山口竜太（造事務所）

女性の血糖値・HbA1cを改善する本

発行日　2023年10月23日　初版第1刷発行

編　　著　株式会社造事務所
発 行 人　磯田肇
発 行 所　株式会社メディアパル
〒162-8710
東京都新宿区東五軒町6-24
TEL. 03-5261-1171　FAX. 03-3235-4645

印刷・製本　中央精版印刷株式会社

ISBN978-4-8021-1077-8　C0077